もったいない
患者対応

山本 健人

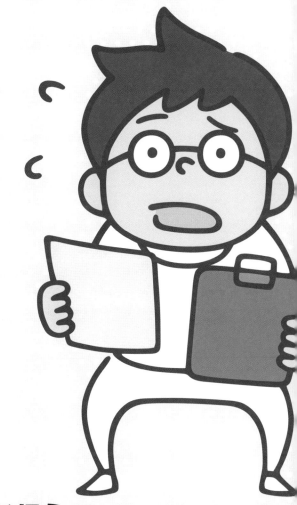

じほう

はじめに

　以前，ある医療ドラマで教訓的な描写がありました。

　主人公は腕の立つ中堅の外科医。若い患者さんの大きな手術を執刀することになっていました。患者さんは主人公に全幅の信頼を置き，主人公も「自分なら最高の手術ができる」という自信を患者さんに見せ，安心感を与えていました。

　ところが，手術当日，主人公の外科医は途中で一時的に執刀を降りることになります。手術中に別の担当患者が急変し，その対応を余儀なくされたからでした。第一助手を務めていた外科医が途中から執刀し，手術は無事に終わったのですが，残念ながら術後に合併症が起きてしまいます。その後，患者さんは途中で術者が代わったことを知り，怒りをあらわにしました。手術を代行したもう一人の医師も有能な外科医であり，手術の進行には何も問題なかったのですが，患者さんから理解を得ることはできませんでした。こうして，主人公との信頼関係は完全に崩れてしまったのです。

　さて，このストーリーを読んで，医療者側のどこに問題があったと思いますか？

　どれほど腕の良い外科医が手術をしても，合併症をゼロにすることはできません。よって，「合併症が起こったこと」そのものは，のちにフィードバックは必要としても，決して過誤ではありません。また，時にやむをえない事情で術者が交代することはありますから，「途中で手術を降りるべきではなかった」と反省しても問題の解決にはつながらないでしょう。

　では，何が問題だったのでしょうか？

　それは，主人公の手術前の説明であり，態度です。主人公は自信がみなぎるあまり，患者さんに対して「自分が手術をすると必ずうまくいく」と"意図せず"思わせていました。術前に患者さんの頭の中にこういう前提があったからこそ，合併症が起こっ

たときに，

「最後まで彼が遂行してくれたらこんなことにはならなかったはずだ」

という考えを抱いたのです。

　ひとたびこういう発想に至ってしまえば，「途中で外科医が代わっても代わらなくても結果は同じだったはずです。合併症は一定の確率で起こるものです」と後から説明を受けても，すんなり納得できるはずがありません。患者さんにはただの言い訳にしか聞こえず，かえって不快感を募らせるおそれもあるでしょう。

　主人公は術前の段階で，患者さんが手術をどう捉えているか，自分をどう捉えているかを知り，適切な説明を加えて "認知のズレ" を埋めておく必要がありました。場合によっては，手術は自分一人ではなくチームで行うものである，ということも強調しておく必要があったでしょう。

　同じ現象，同じ景色であっても，事前に与えられた情報が異なればまったく違ったふうに見えるものです。防ぎようのない合併症であったとしても，事前に十分な説明を受けていなければ，患者さんは医療者側の落ち度に原因を求めます。患者さんの心の中にひとたびこうした疑念が生じれば，信頼を回復させるのは極めて困難です。

　医療とは本来，不確実なものです。

　どんな名医でも，治療の効果や予後を正確に予測することも，合併症を完全に防ぐこともできません。「予想外のことが起こる」という事実そのものも医療においては "想定の範囲内" です。こういう状況で，患者さんにいかにうまく説明するか。これが患者さんと良好な信頼関係を築けるかどうかを決めるのです。

昔，尊敬する医師が私に教えてくれた教訓があります。

「同じワインでも，おしゃれな店で飲むのと小汚い店で飲むのとでは違った味に感じられるだろう。医療もそれと同じで，同じ結果を提供しても，患者さんがどう捉えるかは医療者からの説明や態度によって変わるものだ」

患者さんとの人間関係が崩れると，その修復にとてつもない時間と労力を要し，医療者は精神をすり減らします。しかし，たった一言，説明の方法を変えるだけで，患者さんとの関係の構築は劇的に楽になります。

これほどまでに重要なコミュニケーション術を，医療者は体系的に学ぶ機会がありません。本書では，ケースに応じて「よくある間違い」を紹介するとともに，理想的な説明の方法を紹介します。明日から使える実践的な知識を詰め込んでいます。おおいに活用し，また後輩の指導などにも使っていただきたいと思います。

2020 年 3 月
京都大学大学院医学研究科 消化管外科
山本　健人

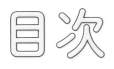

はじめに ……………………………………………………………………………… 2

Chapter1　わかりやすさのコツ

01　どうすればわかりやすく話せる? ……………………………………… 10

02　相手が退屈しない話し方をするには? ……………………………… 13

03　治療に対する不安を軽くさせるには? ……………………………… 18

Chapter2　言っておけばよかった一言

01　原因がわからなかったときに納得してもらうためには? ………………… 24

02　きちんと診察したのに, 後日見逃しを疑われてしまった …………………… 28

03　経過が順調なときは再診しなくてもよいことを理解してもらうには? ………… 32

04　心配で何度も受診してしまう患者さんにはなんて言えばよかった? …………… 36

05　初診ではレントゲンに異常はなかったのに…… ……………………………… 40

06　「抗生物質ください!」にはどう対応すべき? ………………………………… 45

07　ご家族に誤った情報が伝わってしまった ……………………………………… 50

08　高齢患者さん, 治療のリスクも必要性も理解してもらいたい! ……………… 54

09　緊急手術後の合併症に, ご家族から「聞いてない!」と怒られた…… ……… 58

Chapter3　スマートに聞き出す一言

01　治療方針をなかなか選んでくれない患者さんへの対応は? …………………… 64

02 何を聞いてもあやふやな患者さん,どう聞き出せばいいの? ……………… 68

03 喫煙歴も飲酒歴も問診で聞いたのに,話が違う! ……………… 72

04 デリケートな質問の切り出し方がわからない ……………… 76

Chapter4 言わないほうがいい一言

01 言ってませんか? 必要以上に責める
「なんでこんな風になるまで放っておいたんですか?」 ……………… 82

02 言ってませんか? 予想外の悪い検査結果に思わず「あ! これは……!」 ……………… 86

03 言ってませんか? 一見印象のいい「精一杯がんばります!」 ……………… 90

04 言ってませんか? 夜中の慢性的な症状の訴えに
「なんでこんな時間にわざわざ?」 ……………… 94

05 言ってませんか? 実はうまく伝わらない
「バットで殴られたような痛みですか?」 ……………… 98

Chapter5 こんなとき,どうしたら?

01 「どのくらいで治る?」と聞かれたら? ……………… 102

02 わからないことがあったら? ……………… 106

03 他院で診断がついた患者さん,何に注意する? ……………… 110

04 電話で病状を相談されたら? ……………… 113

05 余命を問われたら ……………… 116

Chapter6　けいゆう先生の現場で役立つつぶやき

01　「今日はどうされましたか?」の使い道はない? …………………………… 122

02　その声,患者さんに聞こえてますよ …………………………… 124

03　「お元気そうですね」に患者さんの顔が曇るワケ …………………… 126

04　「最初から他の病院に行けばよかった」と思わせない …………………… 128

05　"しなくてもいいこと"を言う …………………………………………… 130

06　スクリーニング目的の検査結果,伝える?　伝えない? ……………… 132

07　伝わりそうで伝わらない病院の言葉 …………………………………… 134

08　院内でくつろぐときは要注意 …………………………………………… 138

09　合併症が起こったときの理想的な対応とは? …………………………… 140

10　出張・異動するとき,患者さんに何を伝える? ………………………… 142

11　サプリメントや健康食品に関する相談への対応 ………………………… 144

12　他科へのスマートな業務依頼のしかた ………………………………… 146

13　カルテには患者さんの"プチ情報"を …………………………………… 148

14　カルテの診療記録によく見る間違い …………………………………… 150

15　SNSの投稿は患者さんも見ている ……………………………………… 153

けいゆう先生のすぐに使える実践フレーズ集 ………………………………… 156

著者プロフィール ……………………………………………………………… 159

登場人物

けいゆう先生
中堅の消化器外科医。物腰やわらかで，患者さんとトラブルを起こしたことがないともっぱらの評判。

唐 廻先生（からまわり）
2年目研修医。人一倍真面目で勉強熱心だが，なぜか患者さんとうまくいかず，いつもから回り。

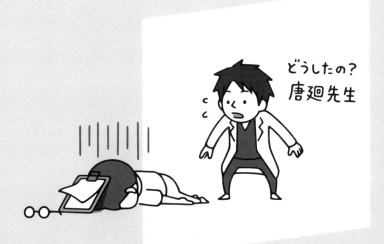

01　どうすればわかりやすく話せる？

からまわり
唐廻

患者さんにうまく病状説明ができなくて困ってるんです。先日も「先生の話がわかりにくい」と患者さんに言われてしまって……。

けいゆう

唐廻先生は，患者さんへの説明でどんなことを意識してるのかな？

唐廻

できるだけ簡単な言葉を使う……とかですかね？

けいゆう

それはもちろん大事だね。でも，いくら言葉が簡単でも，情報がきちんと整理されていないと，聞き手には伝わりにくいんだ。

唐廻

なるほど……。

けいゆう

僕のおすすめは，ポイントが何個あるかを最初に示すことだよ。僕はこのことを「アウトラインの提示」や「目次をつける」と呼んでいるよ。

アウトラインの提示とは？

　私が患者さんに病状説明をするとき，最も大切にしているのが，最初に「何をどんな順番で話すか」を伝えることです。例えば，検査結果を患者さんに説明するときを想像してみてください。

　私はまず，「○○さんに受けていただいた三つの検査の結果について，いまから説明します。一つ目は血液検査，二つ目はCT検査，三つ目はMRI検査の結果です。よろしいですか？」とお話しします。この時点で患者さんの頭の中には，

> 1．血液検査
> 2．CT検査
> 3．MRI検査

という目次が浮かび上がります。

　そして，「まず，血液検査ですが……」「次に，CT検査ですが……」と順に話し始めると，患者さんは「あと残るはMRIだな」と認識することができ，いま話のフローのどこにいるのかを把握することができます。

　このアウトラインの提示がないままに，「○○さん，血液検査の結果は△△でした。次にCTの結果は××でした。それからMRIの結果ですが……」と話し始めると，聞くべき項目がいくつあっていつまで話が続くのかがわからず，理解が追いつかなくなります。

　医師に一方的に話をされて，途中で疑問点が思い浮かんでも話を切りにくい，と感じている患者さんは多くいます。もちろん，医師が威圧的で，なんとなく質問しにくい雰囲気があるケースもあるかもしれませんが，何よりどこが話の切れ目かわからないのが大きな理由でしょう。

　アウトラインを提示しておき，話の切れ目にあたるところで，「ここまでは大丈夫ですか？」と質問を受け付けて，そこまでの話をいったん整理するのも大切です。

01

どうすればわかりやすく話せる？

検査結果以外でも使える

　この「アウトラインの提示」は，検査結果を患者さんに説明するときだけでなく，あらゆるシチュエーションで使えます。例えば，「○○さん，検査の結果ですが，がんが再発しているようです。私たちがそう考える理由は三つあります。まず一つ目が……」というふうに伝えることで，患者さんは「何がどんな順番で話されるのか」に関して，頭の準備をすることができます。

　他にも，頭部打撲の患者さんに経過観察の方針を告げる際には，

> 「○○さん，いまから 24 時間は慎重に様子をみてください。『どんなことがあったらもう一度受診してほしいか』ですが……」

というような形で，あえて数字を示さなくても（あるいは伝えるべきことが一つしかなくても），**「いまから何を話すのか」をまず伝える**のが得策です。

　あえてこう書くのは，日本語の構造上，何も意識しないと結論が最後に来てしまうからです。前述の例で言えば，「○○と，△△と，××があったときはもう一度受診してください」と言ってしまうと，聞き手としては，途中まで「何を意図して話しているのか」がわからないまま話を聞かなくてはならなくなってしまいます。

　「アウトラインの提示」を意識するだけで，話は随分伝わりやすくなります。ぜひ試してみてください。

Chapter1 02 相手が退屈しない話し方をするには？

からまわり
唐廻

> 僕はどうしても話がくどくど長くなりがちで，患者さんに退屈そうにされてしまうので困っています。

> それは困ったねぇ。

けいゆう

唐廻

> どうすれば最後までちゃんと相手に話を聞いてもらえるんでしょうか？

> 話にメリハリをつける必要があるね。どんなに話の上手な人でも，一辺倒な話し方だと誰もついていけないからね。

けいゆう

唐廻

> ふむふむ。

> ポイントがいくつかあるので，わかりやすく説明しよう。

けいゆう

長い話は退屈なもの

　医師は患者さんに，専門的な内容を噛み砕いて説明しなければなりません。時には，20分，30分と長時間一方的に話し続けてしまうこともあるでしょう。患者さんの身になってみると，これはなかなかつらいものです。

　例えば，私たちが車を買いにディーラーに行き，店員から30分ぶっとおしで車の性能に関する話を聞く場面を想像してみてください。相当車に興味があって，背景知識が豊富にある場合を除いては，徐々に集中力が切れてくるのが自然ではないでしょうか。いくら自分が満足する車を買いたいと思っていても，そのうち，「もうよくわからないので，店員さんのおすすめの商品にします」と言いたくなってくるかもしれません。

　しかし，医療現場では患者さんが医師の話をきちんと理解していないと，大きなトラブルにつながるおそれがあります。では，集中力を切らさず，最後まで話を聞いてもらうにはどうすればいいのでしょうか？

疑問を「先回り」する

　まず一つ目の方法として「先回り」があります。患者さんへの説明を繰り返し行っていると，患者さんが疑問に感じやすいポイントや，誤解しやすいポイントが次第にわかってきます。これを上手に先回りして伝えるのがコツです。

　例えば，風邪で救急外来を受診した患者さんに対して，
「風邪は抗生物質（抗菌薬）では治りません」
「風邪薬は風邪の症状を抑える薬で特効薬ではありません」
「解熱薬は38℃以上の熱が出たときを目安に飲んでください」
という3点を伝えたいとします。このまま情報を羅列して伝えてもよいのですが，疑問や誤解を「先回り」して，

　「抗生物質で風邪が治ると思っている人がいるのですが，実は治らないんです」

> 「風邪薬は風邪の特効薬だと誤解している人がいますが，症状を抑え
> るだけなんですよ」
> 「解熱薬はどのくらいの熱が出たときに飲めばいいのか，と疑問に思
> う人が多いので，私はいつも 38℃以上を目安にするようお伝えして
> います」

といった具合に説明をします。前半の「疑問」「不安」「誤解」の部分で聞き手
の共感を得られるので，患者さんの興味を一層引きつけることができるのです。

　風邪の場合はシンプルな説明で済みますが，複雑な話のときは，特にこの方
法が有効です。例えば私なら，胆石症の手術前に，
「胆石症は手術が必要です」
「胆石症の手術は胆嚢自体を切除する手術です」
「胆嚢を切除しても日常生活に支障はありません」
と話したいときに，あえて，

> 「胆石を薬で治せないのか？　と疑問に思う人がいますが，実は手術
> でしか治せないんです」
> 「胆嚢を取らずに胆石だけ取ったらダメなのか？　と思う方が多いん
> ですが，実は胆石だけを取ることはできないので胆嚢自体を切除する
> んです」
> 「胆嚢は取ってしまって大丈夫かと不安になる人がいますが，心配は
> いりません。胆嚢はなくても困らない臓器なんですよ」

といった形で抑揚をつけて話すようにしています。

重要性の高低を伝える

　仮に30分間，病状説明をするとしても「すべての内容が同じくらい重要」というわけではないと思います。少なくとも，「最も重要でぜひ覚えておいてほしいところ」や「専門的なので必ずしも覚えなくてもいいところ」といった"重要性の高低"はあるでしょう。これを，話す前に逐一伝えておくのがコツです。

　例えば，少し専門性の高い話題で「医師として患者さんに説明はしなければならないものの必ずしも覚えておく必要はない」という程度の内容であったときには，「いまから話すことは少し難しいので，覚えなくても大丈夫なんですが……」と言ったり，説明文を見せながら説明するときに，「ここは少し専門的なので，サラッと読み流していただいてもいいのですが……」と前置きを入れたりします。

　学生時代を思い出してみてください。学校や塾の授業で，最初は意気込んで話を聴き始めたのに，途中で難しい話が続くと途端に集中力を維持するのが難しくなった経験があるでしょう。患者さんも，私たちの説明を聞きながら常に100％の集中力を維持しておくことはできません。そこで，「ここの重要性は低いですよ」と事前に伝えることで，少し"息抜き"をしてもらうわけです。

　一方で，必ず理解しておいてほしい重要なことを説明するときは，

> 「ここからは非常に重要な話になりますので，しっかり聞いていてくださいね」

と前置きを入れることも大切です。ここで前項の"アウトライン"を使って，「ここから非常に重要な話を三つお伝えします」と話し始めてもよいでしょう。

　短い話であれば，話し始める前に，「今日お話しすることは10分くらいで終わる簡単な内容です」というように，長さの目安を伝えるのも有効です。例え

ば，私たちが何か専門的なことを調べようと Google 検索したときに，「3分で
わかる！〇〇の仕組みと使い方」というタイトルがあれば，クリックしたくな
りませんか？

　知らないことを知ろうとするときは，誰しも「難しい話で理解できなかった
らどうしよう」とストレスを感じています。最初の敷居を下げ心理的ストレス
を軽くできれば，スムーズに話を聞き始めてもらえるということです。

質問は最後にまとめて

　病状説明の際に，途中で患者さんに質問されて話を何度も遮られた，という
経験をお持ちの方は多いと思います。あまりに頻繁に話を遮られるので，「い
ま私が話しています。私の話をまず聞いてください」と怒ってしまった医師を
見たこともあります。

　ただ，どちらかというと「話を遮る勇気のある患者さん」のほうが少ないの
が現実でしょう。医師に一方的に話されて，途中で疑問を抱いても，「話を遮
るのは悪い」と思って聞き続け，「結局わからないことだらけだった」という
思いで病院を後にする人は多いからです。

　そこで，途中で，「ここまでの話で何か疑問はありますか？」と伝えるか，
途中で遮られずに話すべき内容だと思ったときは，事前に，「質問は最後に聞
きますので，まず私の話を聞いてくださいね」と伝えるのが得策です。

　あるいは，途中で遮られても話の構成上特に問題ないというケースであれば，
「質問があれば途中で遮っていただいても大丈夫です」とお伝えするのもよい
でしょう。こうすることで，患者さんはどのタイミングで質問すればいいのか
が事前にわかるため，安心して話を聞くことができるのです。

治療に対する不安を
軽くさせるには？

からまわり
唐　廻

> 今日来た患者さん，とても不安が強くて治療の説明をしてもなかなか必要性を理解してもらえないんです。

> なぜそんなに不安が強いのかな？

けいゆう

唐　廻

> どうやら同じ病気の友達にいろいろ言われたらしく……。副作用が多いからやめたほうがいいとか……。

> 患者さんは友達の体験談に大きな影響を受けるからね。

けいゆう

唐　廻

> ですよね。どうすればいいんでしょう？

> 先生は同じ治療を安全に受けた患者さんをたくさん知ってるよね？　そのことに少し触れてみるのはどうだろう？

けいゆう

実体験を例にあげる

　例えば，患者さんが下部消化管内視鏡検査（大腸カメラ）を受ける予定で，その説明を医師から受けるとします。しかし実は事前に知人から，

> 「大腸カメラはすごく痛いよ！」
> 「前に大腸カメラで大腸に穴が空いた人がいるらしいよ！」
> 「前日の下剤がつらすぎて二度と受けたくない！」

という話を聞いていたとしたら，患者さんはどういう思いを抱いているでしょうか？「たった一人の事例が自分に当てはまるとは限らないし，個人差はあるに決まっているだろうから信用はしない」などと冷静に判断できる人はおそらくいないでしょう。誰もが「自分も同じ目にあうかもしれない」と強い不安を抱くはずです。患者さんにとって，"親しい人からの体験談"ほど大きな影響を与えるものはないからです。

　そこで，私たちもそれを逆手にとり，不安が強い患者さんには参考程度に体験談をお伝えするのも一つの手です。例えば，私は大腸カメラを2度受けた経験があるので，

> 「私も大腸カメラを受けたことがあるんですが，全然痛くなかったんですよ。もちろん個人差はあると思いますが……」
> 「私も下剤を飲んだとき夜中に何度かトイレに起きたのですが，お腹が痛くてつらい，ということはなかったです」

と伝えています。実際に同じ検査や治療を受けた患者さんの事例を，個人情報に注意しながら例に出してみてもよいでしょう。
　もちろん，「n＝1」の体験談は医学的には大きな意味をもちませんから，「個人差はありますよ」「ケースバイケースですよ」という補足説明は必要ですし，

リスクについてはデータをもとに客観的な情報を提供すべきです。しかし、「実際にそういう感想もある」と知っておくことが、患者さんの心理的負担を少し軽くするのは間違いないでしょう。

「相反する例」をうまく使う

　治療や検査の必要性をきちんと理解してもらうときは、「相反する例」をうまく利用するのも一つの手です。患者さんに「A は B です」と伝えたいときに、「A が B でなかったらどうなるか」を引き合いに出し、対比を浮き彫りにして理解してもらいやすくする、という手法です。

　例えば、化学療法を受ける予定の患者さんに制吐薬を処方するとします。医師にとって、化学療法に制吐薬を併用するのは当たり前のことですが、患者さんにとっては初めての体験です。そこで、「吐き気止めを処方しておきますね」と言うだけで済ませるのではなく、

> 「もし吐き気止めを使わないと、〇〇という状況になることが予想されます（〇％くらいの人に吐き気が起こると言われています）ので、吐き気止めを処方しますね」

というふうに話します。

　他にも、例えば輸血が必要な患者さんに対しては、

> 「もし輸血をしないと〇〇になってしまうので、今日は輸血を行いましょう」

というように伝えることが可能です。

　もちろん「脅す」という意味ではありません。治療の必要性を理解するためには、「治療をしなかった未来」を具体的に思い描いていただくことが有効だという意味です。

これとは少し違うものの，似た例をあげてみます。

以前，私の指導医は，肝臓切除の手術前に必ず，

> 「実は，昔は肝臓は切れない臓器だと言われていました。肝臓は血管
> の塊だからです。いまはいろんな道具が出てきて，ようやく切れるよ
> うになったんです」

と説明していました。技術が進歩する前は肝臓を「切ることすらできなかった」
と伝えることで，「出血リスクが高すぎて手術が困難だった昔」を引き合いに
出し，出血リスクの大きさを患者さんが理解しやすくしていたのです。

03

治療に対する不安を軽くさせるには？

からまわり
唐　廻

教えてもらったことを実践してみたら，前より
も患者さんとうまく話せるようになりました！

それはよかった！

けいゆう

唐　廻

ただ，それでもやっぱりうまくいかないことも
あって……。僕のどこに問題があるんでしょう
か？

じゃあ，唐廻先生の対応を実際に一つ一つ見て
みようか。

けいゆう

Chapter 2

言っておけばよかった一言

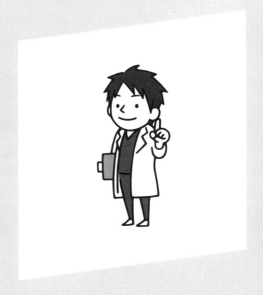

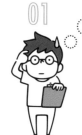

原因がわからなかったときに納得してもらうためには？

・30代男性
・2日前からの右下腹部痛を主訴に外来受診
・右下腹部に圧痛を認めるも，腹膜刺激症状はなし

⚠ 腹部造影CTでも，痛みの原因となりうる病変が認められませんでした。

患者	先生，いかがでしょうか？
唐廻 からまわり	CT検査では特に異常はありません。
患者	そうですか……。じゃあこのお腹の痛みは何なんでしょうか？
唐廻	検査では異常はないので，何の痛みかははっきりしませんね。
患者	でもこんなに痛いんですよ。原因は何かあるんじゃないですか？
唐廻	CTでは何もないので，原因は不明ですね。大丈夫ですよ，緊急性はないので，まずは痛み止めで様子を見てみましょう。
患者	そうですか……。

—— POINT ——

　右下腹部痛を訴える患者さんに，唐廻先生は腹部造影CTで精査しましたが，異常所見は見当たりませんでした。痛みの原因がはっきりしないことを伝えたところ，**どうやら患者さんは納得できない様子**です。

　最後のセリフはもしかすると，**「この先生は腹痛の原因を見つけてくれなかった。原因不明なのに薬だけ出された。頼りにならないから他の病院に行こう」**という意味かもしれません。

患者さんは「原因」が知りたくて受診する

　私たち医師は，患者さんの症状の原因が，診察や検査によって明らかにならないことがしばしばあることに"慣れっこ"になっています。

　人間の体は複雑系ですから，痛みやつらさの原因がいつもクリアにわかるわけではありません。むしろ，「原因ははっきりしないが，緊急性はないので経過観察が可能である」という判断をする場面のほうが多いはずです。

　ところが，患者さんはこういう考え方には慣れていません。「腕の良い名医が診察すれば，あるいはしっかり精密検査をすれば，症状の原因は明らかになるものだ」と考えたり，「治療するなら症状の原因を明らかにし，その原因を取り除けるような対応策を提案してほしい」と考えたりする人も多いはずです。

　医師は原因がはっきりしなくても，「経過観察が可能である」「緊急性はない」「即座の治療介入は不要である」という事態をポジティブに捉えられますが，患者さん側は「自分の体に起こった異変の原因は不明なまま」とネガティブに捉えてしまいます。

　「他の医師なら原因を突き止めてくれるかもしれない」という思いで，別の医療機関を受診するかもしれません。こうした感情が，ドクターショッピングの原因になっている人もいます。

いま考えられる「原因の可能性」を伝える

　「原因不明だ」という突き放した説明では，患者さんは納得しない可能性が高いでしょう。

　そこで，はっきりした原因はわからなくとも，医学的に考えうる可能性をいくつか提示するのが望ましいと考えます。「症状の原因として複数の可能性が浮上しているが，いずれも決め手がない」という方向性で説明するわけです。

今後起こりうる「経過の可能性」を伝える

　さらに，「いまは原因がはっきりしなくても，数日経って症状が変化してくれば，その時点で原因が明らかになる可能性もある」という点を伝えることも

大切です。なぜなら，自院での診療に満足できなかった患者さんが他の病院を受診した時点で原因が明らかになると，ますます自院での診療クオリティに疑念を抱かれ，患者さんとの信頼関係が完全に崩れるおそれがあるためです。

　例えば今回のケースで，もし他の病院で「虫垂炎」だと診断され，重症化してからの手術になって合併症を起こしたとしたらどうでしょう。場合によっては，「原因不明」だと言い放った唐廻先生が誤診したとして，訴訟問題に発展するおそれもあります。

　「原因不明」は，医師－患者間のコミュニケーションエラーの温床です。慎重な説明を心がけましょう。

これでワンランクアップ！

患者	先生，いかがでしょうか？
唐廻	CT検査では特に異常はないようです。
患者	そうですか……。じゃあこのお腹の痛みは何なんでしょうか？

唐廻　右下腹部には，大腸や小腸，虫垂など，さまざまな臓器があります。例えば，「憩室」という腸の壁にある窪みが炎症を起こす憩室炎や，いわゆる盲腸（虫垂炎）では，こういう痛みを生じることがあります。もしかすると， …… まずは，いま考えられる可能性を伝える。
こういう炎症がわずかに起き始めていて，検査ではまだ捉えられない段階なのかもしれません。…… 今後わかるかもしれない，という伝え方もよい。

あるいは，腸が蠕動するときに起こる
「蠕動痛」とよばれる痛みの可能性も
ありますね。それならしばらく何もせ
ず様子を見ても大丈夫でしょう。 - - - - - - ┃経過観察でも大丈夫な場合
　　　　　　　　　　　　　　　　　　 ┃があることを伝えると，よ
さまざまな可能性が考えられますが， ┃り不安は和らぐ。
現時点では「これが原因だ」とははっ
きり言えない段階ですね。 - - - - - - - - ┃診断のプロセスをみせると
　　　　　　　　　　　　　　　　　　 ┃納得してもらいやすい。

患 者　なるほど，いろんな可能性があるわけ
ですね。でも，本当に放置して大丈夫
でしょうか？

唐 廻　まずは痛み止めで様子を見てみま
しょう。それでも痛みが悪化するよう
なら，その時点でもう一度診察させて
いただく必要があります。そこで初め - - ┃再診の目安は必ず伝える。
て異常が捉えられる可能性もありま
すからね。 - - - - - - - - - - - - - - - - ┃「経過の可能性」を伝える。

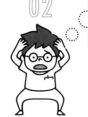

Chapter2

02

きちんと診察したのに，後日見逃しを疑われてしまった

- ・20代男性
- ・自転車で走行中に自己転倒
- ・両下肢に複数の擦過傷，右膝に3cm程度の裂創あり，来院

⚠ 受傷したときの状況を聞き出します。

唐廻（からまわり）　どんなふうに転びましたか？。

患者　前を走っていた車が急に曲がったので慌ててブレーキをかけたんですが，その拍子に転んで溝にはまってしまって……。そんなにスピードは出ていなかったので大したことはないと思います。

唐廻　そうでしたか。右膝の怪我は縫わないといけませんが，それ以外の傷は，洗って軟膏を塗るだけで大丈夫そうですよ。

患者　膝だけですか，よかったです。

唐廻　（全身を診察しながら）他に痛いところはありませんか？

患者　ありません。大丈夫です。

————3日後————

患者　昨日出張中にどうしても右手が痛くなって近くのクリニックに行ったら，骨折していました。先生，見逃したんですか？　全身診察してくれましたよね？

唐廻　骨折ですか！？　いや，痛いところはないとおっしゃっていたので……。

患者　ちゃんと診てくださいよ。クリニックの先生にも「なんで最初

28

に診た先生がこの骨折を処置してないんだ」って言われまし
たよ！

── POINT ──────────────

　唐廻先生は，外傷患者に対してきちんと全身を診察して「他に痛いところは
ないか」と聞いていました。「大したことはない」「他に痛いところはない」と
言われ，唐廻先生も半ば油断していたようです。

　ところが，**別の病院で骨折を指摘され，患者さんから不信感を抱
かれてしまいました。**初診時の対応のどこに問題があったのでしょ
うか？

とっさの事故では，正確な情報が得づらい

　外傷患者に対する問診では受傷機転の確認が最も大切です。しかし，交通外
傷などは特にそうですが，患者さん本人の受傷時の記憶があいまいなことはよ
くあります。

　頭部打撲による逆行性健忘がありうる，という意味ではありません。単に
"とっさのことで，どんな姿勢で転んだか，どこを打撲したか，が自分でもよ
くわからない"という意味です。つまり，患者さんの受傷機転に関する報告か
らは得られない情報があるかもしれない，ということに注意が必要なのです。

　本人から受傷したとの訴えがなかった部位に，後から外傷が判明することも
あります。初診時に全身を診察し，こうした隠れた外傷を見抜くことができれ
ばベストですが，本人の訴えがまったくなく，かつ体表面に所見が乏しいとき
はそう簡単ではありません。

後から悪化するケースがあることを伝えよう

　そこで，患者さんには「突然のことで，どこを怪我したか自分でもわからな
いのが普通です。後から思いもよらぬ場所が痛くなってくるかもしれません。

そのときは再度受診してください」と，あらかじめきちんと伝えておくことが肝要です。

　場合によっては「最初はなんともなかったのに，翌日になって腕が痛くなって検査したら骨折が見つかったケースもありますからね」と，具体例を提示してみるのもいいでしょう。

　こうした説明があるだけで，後から検査をして別の外傷が見つかっても「初診医が見逃した」と考える可能性は低くなります。

重度の外傷が潜んでいることも

　外傷診療では"distracting pain"という概念があります。直訳すると"気をそらすような痛み"です。痛みの大きな部位に気を取られ，痛みは軽いものの，本来は治療を優先すべき重度の外傷を見逃してしまうことを意味します。

　今回のケースとは少し異なりますが，患者さんの痛みの訴えだけに頼りすぎると重要な情報を見逃す危険性があるため，注意が必要です。

これでワンランクアップ

| 唐廻 | どんなふうに転びましたか？

| 患者 | 前を走っていた車が急に曲がったので慌ててブレーキをかけたんですが，その拍子に転んで溝にはまってしまいまして……。そんなにスピードは出ていなかったので大したことはないと思います。

| 唐廻 | そうでしたか。でも，突然のことでどこをどんなふうに怪我したか，ご自身でもあまりよくわからないですよね。後から思いもよらぬ場所が痛くなってくるかもしれませんので，そのときは再度受診してくださいね。
場合によっては，数日後に初めて骨折がわかる，なんてこともあるんです。

— 今後起こりうる可能性を伝える。

— 具体例をあげると，より理解してもらいやすい。

| 患者 | そういうこともあるんですね。いまのところ大丈夫そうですが，気をつけておきます。

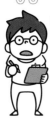

経過が順調なときは再診しなくても よいことを理解してもらうには？

・18 歳男性

・転倒し，テーブルの角で前額部を打撲

・右前額部に約 5mm の裂創あり

⚠ 軽傷だったため，軽い処置だけで済みそうです。

唐廻（からまわり）　幸い傷は大きくなかったので，縫わずに済みますよ。

患者　ありがとうございます。血がたくさん出たので不安でしたが，傷が軽くて本当によかったです。

唐廻　頭を打ったときは，いまは大丈夫でも後で頭の中で出血したりすることもあります。また何か症状があれば必ず来てくださいね。

患者　わかりました。気をつけます。

―――翌日―――

患者　先生，右の目の周りが真っ青になってしまいました。これでは仕事にも行けません！　気づかないうちに目も打っていたのでしょうか！？　不安で仕方ありません！！

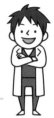

━ POINT ━

　前額部の打撲，軽い裂創で外来受診された患者さん。唐廻先生は軽傷であることを伝えて患者さんを安心させ，軽い傷の処置だけで診療を終えました。一方で，ある程度時間が経ってから頭蓋内損傷が顕在化する可能性を考慮し，「何か症状があれば来るように」ときちんと説明していますね。ところが，患者さんは**思いもよらぬ症状で再び受診すること**になってしまいました。

目立つ変化は，軽いものでも予告しよう

　今回，患者さんの目の周りが青くなったのは，前額部の打撲による皮下血腫が重力に従って移動したためです。比較的よく起こる現象で，あまり心配する必要はありませんし，特別な治療はいりません。

　しかし「創傷が軽い」と告げられ，安心していた患者さんにとっては一大事です。予想外のことで不安になり，わざわざ受診してしまいました。外傷後の典型的な経過なのであれば，最初の受診時にその予想を伝えておけば，患者さんも不安になることはなかったでしょう。

　このように，外傷後は必ず"予想される見通し"を説明しておく必要があります。特に医学的には軽症でも，外観に派手な変化が起こる可能性があるときは，事前に伝えておくのがよいでしょう。事態が予想できていた場合，患者さんの不安はかなり軽減できます。必要のない受診を減らせますし，医療者側の負担も減らせるでしょう。

"症状がどう変化するのか"がわからないから不安になる

　外傷後に起こる問題は体表面の変化として現れるため，良い例としてここであげましたが，内科的疾患でも"予想される見通しを伝える"必要があるのは同じです。

　例えば，軽度のウイルス性胃腸炎で下痢・嘔吐を主訴に来院した患者さんに対して，「ウイルス性の胃腸炎が疑われますので，整腸剤を処方します。水分

が摂れていれば，それほど心配する必要はありませんよ」と伝えた場合，それに加えて，

> 「胃腸炎は，薬を飲んだらスッキリ治ってしまう，というものではありません。**2〜3日は水のような下痢が続いてつらい可能性があります**」

と，見通しを伝えることも大切です。

　そうすれば患者さんも「明日や明後日といった短期間で治るようなものではないのだ」と心構えができ，「短期間で症状が治まらずに再受診」といった事態を防ぐことができます。

　私たち医療者と違って患者さんは，体に何らかの変化があったときに"予想の範囲内かそうでないか"を知ることができません。不安なら受診するしかない，ということになるわけです。このことに十分に配慮したうえで，丁寧に説明しておく必要があるでしょう。

これでワンランクアップ !

| 唐廻 | 幸い傷は大きくなかったので，縫わずに済みますよ。 |

| 患者 | ありがとうございます。血がたくさん出たので不安でしたが，傷が軽くて本当によかったです。 |

| 唐廻 | 頭を打ったときは，いまは大丈夫でも後で頭の中で出血したりすることもあります。また何か症状があれば必ず来てくださいね。

ちなみに，おでこを強く打ったので，青あざができています。これは皮膚の下の出血なのですが，徐々に大きくなったり，重力に従って下方向へ広がったりすることがあります。びっくりされる方が多いのですが，それ自体は異常なことではないので，ことさらに心配する必要はありませんよ。 |

| 患者 | そういうこともあるんですね。わかりました。 |

悪化する可能性は患者さんと共有する。

目立つ変化を知っておけば不要な受診を避けられる。

「驚き」を予告することで，心の準備ができる。

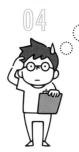

心配で何度も受診してしまう患者さんにはなんて言えばよかった？

・6歳男児
・自転車で走行中，フェンスにぶつかって転倒
・右前腕に約2cmの裂創あり

⚠ 裂創を縫合後，説明を行います。

唐廻（からまわり） 局所麻酔で5針縫いましたよ。

患児の親 ありがとうございます。次はいつ来たらいいでしょうか？

唐廻 膿んだり痛みが強くなったりしなければ，次は来週で結構です。

患児の親 わかりました。

――3時間後に再受診――

患児の親 どうもガーゼに血がにじんでいるようなんです。まだ出血してるんじゃないでしょうか？

唐廻 （傷を観察して）わずかに出血があったみたいですね。いまはもう止まっているので大丈夫ですよ。

患児の親 そうですか，安心しました。

――翌日に再受診――

患児の親 どうも傷の周りが少しだけ赤いように思うのです。大丈夫でしょうか？

唐廻 （傷を観察して）軽く赤みはありますが，押さえても特段痛みはないようですし，様子を見て大丈夫ですよ。

— POINT

裂創の縫合を受けた患児ですが，縫合後の出血と周囲の発赤が不安で，結果として３回も受診することになってしまいました。唐廻先生はその都度，適切に対応しているようにみえますが，**2回目，3回目の受診は，きちんと事前に説明していれば必要なかったはずです。**あらかじめどんな対応をしておけばよかったのでしょうか？

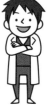

"よくある経過"でも，患者さんにとっては初めてのこと

前項では，どんな病態の変化が起こりうるか，という"予想される見通し"を患者さんに伝えておくのが望ましいということを述べました。特に今回のような，傷の処置をした後の創部の変化は比較的正確に予測することができます。よって，**予測される事態を一つひとつ丁寧に説明しておくことが大切です。**

例えば，縫合した後，一時的に止血が得られていてもしばらくしてから再出血することはよくあります。しかし，医師から何も説明を受けていないと，患者さんは出血が不安で再受診することになってしまいます。

もちろん，活動性の出血が見られるなら受診が望ましいでしょう。しかし，処置後の出血はたいてい軽度の静脈性出血で，圧迫すれば止まる程度のものです。病院に来なくても，自身で軽く圧迫すれば対処が可能なケースも多いでしょう。

「○○が起こったら△△をして，それでもダメなら再受診」など，具体的に伝える

受診する必要のない症状を知ってもらうためには，事前に必ず「軽い出血が起こることもあるが，そのときはまず圧迫止血を試みる。それでも止まらなければ再受診」という方針を明確に伝えます。

また，初診時には創部の周囲に変化はなくても，しばらくしてから皮下出血を起こすことはありますし，軽い発赤が現れることもあります。こうした"正常の範囲内"である創部の変化については，きちんと伝えておくことが大切

です。そのうえで「どのような変化であれば再受診してほしいか」をきちんと
伝えましょう。

　ほかにも，

・順調な経過であれば抜糸はいつになるか？
・シャワーなど水がかかっても大丈夫か？　石けんがついても大丈夫か？
・ガーゼなどのドレッシング材はどのくらいの頻度で交換するのがよい
　か？

の３点は，ほぼ必ず患者さんから聞かれるポイントです。

　こうした疑問を医師に聞くためだけに再受診してしまう方もいますので，病
態に応じて事前に説明しておくことが大切です。

内科的疾患も同様に"よくある経過"を伝えるとよい

　こうした説明が必要なのは外傷に限りません。例えば，風邪をひくと咳嗽だ
けが１～２週間続くことがあります（感染後咳嗽）。事前に症状が長引く可能
性を伝えておけば，患者さんが心配で短期間に繰り返し受診してしまうという
事態を防ぐことができます。

　一方で，「痰の量が多い」「呼吸苦がある」「発熱が持続する」といった状況
は"よくある経過"ではありません。こうした場合に受診が必要である，とい
う点も説明しておく必要があるでしょう。

これでワンランクアップ

唐 廻	局所麻酔で5針縫いましたよ。
患児の親	ありがとうございます。
唐 廻	傷が膿んだりせず，順調に治れば1週間後を目安に抜糸です。ただし，途中で痛みが強くなったり真っ赤になって腫れたり硬くなったりするようなことがあれば，傷が膿んでいるかもしれないのでもう一度受診してください。そのときは治療が長引く可能性もあります。

見通しは具体的に伝える。

また，傷を縫った後は，時間が経ってからじわじわと出血してくることがありますが，そのときは軽く圧迫してくださいね。それでも止まらないくらいの出血なら，もう一度来てください。

「起こりうる変化」と「自分でできる対処法」を丁寧に伝える。

再診の判断基準はできるだけ明確に。

| 患児の親 | わかりました。 |

05

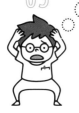

初診ではレントゲンに異常は
なかったのに……

・30代男性
・現場で作業中に転倒し，右前腕を打撲したため
　救急外来を受診

⚠ 骨折の有無を調べるためにレントゲンを撮影しました。

患者 レントゲンはどうでしたか？　骨折していませんか？

唐廻 (からまわり) えーっと，レントゲンを見る限り骨折はなさそうですね。

患者 そうでしたか！　よかったです。

唐廻 ご安心ください。

――3日後――

患者 痛みが続くので他の病院に行ってレントゲンを撮ってもらったら骨折していると言われました。なんの処置もされず，放置していたことを怒られましたよ！　どういうことですか？

唐廻 え!?　レントゲンでは骨折は写っていませんでしたが……。

患者 そんなはずないでしょう!?　先生が見逃したんでしょう？

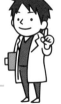

── POINT ──

　右前腕の打撲で来院した患者さんにレントゲンを撮影し，骨折の所見はないことを伝えた唐廻先生。しかし，**3日後に骨折が判明し，患者さんからクレームが入ってしまいました。**レントゲンを見直しても骨折とは判断できず，「誤診」とまで言われるのは酷な状況です。

　初診の段階でどんな説明をしておけばよかったのでしょうか？

初診時は，骨折を発見しづらいことがある

　外傷患者に対して救急外来などでレントゲンを撮影し，骨折の有無を判断しなければならない場面があります。このとき，骨折所見が明らかでなかったとしても「骨折はない」と断言してはいけない，ということはすでにご承知の方も多いでしょう。

　救急外来では整形外科医以外がレントゲンを見ることも多く，骨折がないと思われても，後から整形外科医が見れば，わずかな骨折の所見を読み取れることがあるためです。ただ，理由はそれだけではありません。

　実は初診時のレントゲンでは見抜くのが難しい骨折線が，骨折部に血液が溜まったことで，時間が経過してから明らかに認識できるようになることもあるのです。

　そのため，必ず「いまの時点では骨折は明らかではないが，時間が経過してから初めて判明する可能性もある」という点をきちんと患者さんに説明しておく必要があります。ひとたび「最初に診た医師の誤診だ」と疑われたら，後から反論して信頼を回復することは困難です。

“まだ断定できる段階ではない”ことを知ってもらう

　このようなことは，外傷に限った話ではありません。あらゆる画像検査において同様のことがいえます。

　例えば，腹痛の患者さんに腹部CTを撮影し，その時点では異常として指摘できない病変が，数日後の再検査で明らかになることはよくあります。**後から**

見直して"その目で見れば"わかるケースもあれば，後から答えを知ったうえで見直してもなおわからないケースもあります。

　基本的に，患者さんは単回の検査で"正常か異常か"白黒はっきりした答えが得られるものだ，と思っています。「1回の検査でははっきりとわからないものの，時間の経過とともに徐々に明らかになる異常がある」という発想は，私たち医師にとっては当たり前でも，患者さんにとっては当たり前ではありません。このような意識の違いがあることに注意が必要なのです。

　したがって，重要なのは"経過をみなければ最終的な判断は困難であること"を理解していただき，次の受診のタイミングを伝えておくことです。

　例えば，今回の例であれば「もし骨折していれば痛みが悪化してきたり，腫れてきたりすることが多いので，そういうことがあれば，その時点でもう一度検査しましょう」と一言伝えておけば，誤診を疑われるトラブルは避けられるはずです。

これでワンランクアップ！

| 患者 | レントゲンはどうでしたか？　骨折していませんか？ |

唐廻　えーっと，レントゲンを見る限り，いまの時点では明らかに骨折しているような部分はなさそうです。ただ，いまは大丈夫でも，時間が経過してからもう一度レントゲンを撮ったときに初めて骨折が判明する，というケースもあります。痛みが続いたり，腫れがひどくなったりしたときはもう一度検査が必要ですので，その際はお手数ですが再度受診してくださいね。

> あくまで「現段階での判断」として伝える。

> 今後の経過次第であることを理解してもらう。

> 再受診する目安も大事。

患者　そうですか。まだ確定ではないということですね。わかりました。

唐廻　慎重に経過をみましょう。

言っておいて
よかった

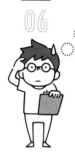

「抗生物質ください！」には どう対応すべき？

・28歳男性。生来健康
・今日からの37℃台の発熱，咳嗽，喀痰，咽頭痛あり
・身体所見上，咽頭の軽度発赤を認める

⚠ 診察の結果，経過観察で十分な急性上気道炎のようです。

患者	やっぱり風邪でしょうか？
唐廻 (からまわり)	**そうですね，風邪だと思います。**
患者	そうですか。仕事が忙しくて，風邪をひいている場合じゃないんです。とにかく早く治したいので，抗生物質をください。
唐廻	**抗生物質は風邪には効きませんよ？**
患者	でも以前，抗生物質を飲んだら次の日にすっきり風邪が治ったことがあったんです。今日は抗生物質をもらいに来たんです。処方してください。
唐廻	**……わかりました。では処方しましょうか。**

─ POINT ─

　若くて生来健康な患者さんの，受診当日からの上気道症状と微熱。上気道炎として，まずは対症療法のみで経過観察してもよさそうな症例です。
　患者さんから抗菌薬の処方を希望された唐廻先生は，それが**不要であることを伝えますが，患者さんに強く迫られて根負けしてしまいました。このようなケース，どう対応すればよかったのでしょうか？**

デメリットをきちんと説明していますか？

　患者さんのなかには，何か目に見える形で治療してもらわないと満足できない，という方が一定数います。「治療の必要なし。経過観察可能」と判断されると，「医師は何もしてくれなかった」と思ってしまうのです。

　なかには，今回のケースのように「風邪には抗菌薬が効く」といった間違った医学知識を自らの体験から信じきっている患者さんも多くいます。こういう方に，無治療経過観察が望ましいことはなかなか理解してもらえません。

　今回の唐廻先生のように，早々と患者さんの希望どおりに対応してしまうほうが医師にとっては楽です。しかし，医学的に不要な治療を患者さんの希望に合わせて行ってしまうと，患者さんに副作用リスクだけを与えることになります。また，必要のない治療を行うことにより，かえって病態が修飾されるので，精査が必要なまれな病気が隠れていたとき，その発見が遅れるリスクもあるでしょう。もちろん，不要な医療行為は医療経済的な観点からも望ましくありません。唐廻先生のように安易に処方せず，まずは治療が不要であることをきちんと説明することが大切です。

　一方で，十分な説明なしに処方を断ってしまうのも問題です。満足できなかった患者さんは，自分が望む治療を提供してくれるところを探し，結局別の病院を受診するかもしれないからです。これは，患者さんにとって有益とはいえません。では，治療が不要であることをどのように伝えればよいでしょうか？

「なぜ処方できないのか」を明確に伝えよう

　まず，医学的根拠を可能な限りわかりやすく伝えるよう努力すべきです。例えば今回の抗菌薬に関する説明であれば，まず，

・風邪の原因はほとんどがウイルス感染である。抗菌薬は細菌をやっつける薬であって，**ウイルスをやっつける薬ではないので，風邪には効果がない**こと

・抗菌薬には**吐き気や下痢，アレルギーのようなリスク**があり，効果が期待できないうえに副作用のリスクだけを負うのは割に合わないこと

を説明します。

あくまでも個人的な意見ではないこともポイント

　次に、「治療は必要ない」という結論が「個人の主観的判断」によって得られたものではなく、ガイドライン上の記載や学会・公的機関の見解、過去の大規模な臨床試験のデータなど、客観的なエビデンスに基づくものであることを伝えるのがよいでしょう。

> 風邪に抗菌薬を使用することは、メリットよりデメリットのほうが圧倒的に大きいため、**厚生労働省が発行した「抗微生物薬適正使用の手引き」に「感冒に対しては、抗菌薬投与を行わないことを推奨する」と明記**されていること

をかいつまんで説明する、という形がおすすめです。

　もっと簡単に説明したい場合は、「近年は〇〇をするのが一般的です」「〇〇されています」「多くの医師が〇〇しています」のように、自分の主観以外のところに拠り所があるというニュアンスを伝えると効果的です。

　かかりつけの患者さんなど、長年の付き合いで信頼関係ができている場合とは違って、患者さんが医師と初めて会うときは「目の前の医師を本当に信頼していいだろうか」と不安になるものです。そのため、客観的な知見を拠り所にしたほうが、患者さんは安心する可能性が高いはずです。こうした根拠をわかりやすく説明できるよう、準備しておきましょう。

　もちろん、風邪から肺炎に発展するなど、本当に抗菌薬が必要な病態に発展する可能性はあります。こうしたケースで、患者さんが「抗菌薬を使用しなかったことが原因ではないか」と疑うことのないよう、今後の見通しや再受診のタイミングを伝えておくことも大切です。

点滴やうがい薬も誤解が多い

　風邪は誰もが何度もかかる病気なので,「こういう風に治したい」という強い希望をもつ患者さんは多いと感じます。例えば,「風邪は点滴で治る」と思い込んでいる人もいますし,ヨード液（イソジン®など）のうがい薬が風邪予防につながると信じている人もいます。

　患者さんにこうした希望がある場合,完全に否定するのではなく,それぞれのデメリットや拠り所となるエビデンスを説明したうえで判断してもらいます。

　点滴であれば,デメリットとして,

・末梢ルート確保に伴う感染リスクや神経障害などのリスク
・長時間病院に滞在することによる体調悪化のリスク
・補液に伴う循環器系への負担

をきちんと説明する必要があります。

　ヨード液については,「ヨード液よりも水うがいのほうが風邪予防や症状の緩和につながる」といった客観的なエビデンス[1] があることを説明するとよいでしょう。

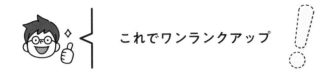

これでワンランクアップ

患 者	やっぱり風邪でしょうか？
唐廻	そうですね,風邪だと思います。
患 者	そうですか。仕事が忙しくて,風邪を

ひいている場合じゃないんです。とにかく早く治したいので，抗生物質をください。

唐廻　風邪の原因はほとんどが細菌ではなくウイルスです。抗生物質は細菌をやっつける薬なので，ウイルスをやっつけることはできません。風邪に効果は期待できないうえに副作用のリスクもあるので，今回は使わないほうがいいと思います。

　ここを誤解している患者さんは多い。

　あくまで患者さんの不利益になることを強調する。

風邪に抗生物質を希望する患者さんが多いので，厚労省からも「風邪に対して抗生物質を使わないことを推奨する」という通達が出ているんですよ。抗生物質なしで一旦経過をみませんか。

　客観的な意見を伝えると納得してもらいやすい。

　一度猶予をもらうのも手。

もちろん症状が悪化したときは風邪とは異なる別の病気を併発している可能性もありますので，そのときは必ずもう一度受診してくださいね。

引用文献

1）Satomura K, et al：Prevention of upper respiratory tract infections by gargling: a randomized trial. Am J Prev Med, 29：302-307, 2005

ご家族に誤った情報が伝わってしまった

- 80歳男性
- 朝からの右側腹部痛を主訴に，妻（78歳）と2人で外来を受診した

⚠ 原因を探るため，CT検査を行いました。

唐廻（からまわり）	CT検査の結果，軽い憩室炎だと思います。
患者	けいしつえん……ですか。
唐廻	そうです。大腸にある「憩室」という小さな窪みに炎症が起きる病気です。
患者	そんな病気があるんですか。
唐廻	すぐに手術は必要ありませんが，「穿孔」といって大腸に穴が開いたり，膿の塊ができたりすると手術が必要になることもあります。
患者の妻	なんとかうまく治してやってください。
唐廻	そうですね，まずは入院して抗菌薬の点滴をしましょう。

——3日後——

患者の娘（40代）	父から手術が必要な病気だと聞いているのに，一向に連絡がもらえません。一体いつ手術してくれるんですか？ こちらも予定が立たないので困るんです！
唐廻	（え……？　手術が必要だなんて言ってないのに……。）

── POINT ──

　唐廻先生は憩室炎という診断を患者さんに伝え，抗菌薬治療のため入院が必要だと説明しました。ただ，もし悪化して重症化すると手術が必要になる点は伝えておくべきですから，説明のなかで「穿孔や膿瘍形成が起これば手術を検討する」という旨をきちんと説明しています。

　ところが，後から現れた娘さんのセリフをみるに，**この治療方針が患者さん本人を通して誤って伝わってしまったようです。**何に気をつけるべきだったのでしょうか？

必ず，若い家族がいないか確認しよう

　高齢患者さんに病状説明をする際には，病院に来ることのできる若い家族がいるかどうかを必ず聞くことが大切です。その方々が一緒に住んでいるのか，別々に住んでいるならどこに住んでいて，病院にどのくらいアクセスしやすいのかまで聞いておくのがおすすめです。

　高齢患者さんが一人で来院された際に，家族が誰も同席していないのに，重要な病状説明を本人だけに行えば十分だと考える医師はいないでしょう。ところが，高齢のご家族が一緒に聞いてくれていると，「家族にも説明が終わった」と思いがちです。高齢の方は，若い頃ほどスムーズな会話のキャッチボールはできませんし，複雑な説明を理解するのも難しくなっています。今回のように，他の家族に誤った形で情報が伝わり，トラブルになる事例も少なくありません。

　ご本人はあまり理解していなくても，一見するとわかったようなそぶりを見せることもあるため，十分に注意が必要なのです。

最初に関係者全員に説明するほうが，後々の手間が省ける

　外来の限られた時間で大事な病状説明をするなら，説明を聞くべき家族の人たちを集めてから行うのが理想的です。

　高齢の患者さんだけに，長い時間をかけて詳細な説明を行ったのちに，若い家族がやってきて「説明を聞かせてください」と言われると，まったく同じ説

明を二度しなければならなくなります。こうした時間の延長が，他の患者さん
の診療時間を奪うおそれもあります。

　冒頭にも書いたように，まずは家族構成を聞いたうえで「誰に説明を聞いて
もらうべきか」を最初に判断することが大切です。

　また，家族に直接会うことで，その方の性格や医療に対する姿勢，患者さん
との人間関係などを肌感覚で知ることができます。すると，患者さんの経過に
何か問題があったとき，その方にどのような説明をすればよいかを検討しやす
く，安心感があるのです。治療を受けるのは患者さん自身ですが，患者さんが
高齢の場合，家族が通院や退院後の生活を支えることになります。そうした観
点からも，治療前にご家族の方々に十分な説明をしておくことが必要不可欠な
のです。

これでワンランクアップ

| 唐廻 | 検査の結果，軽い憩室炎だと思います。 |

| 患者 | けいしつえん……ですか。 |

| 唐廻 | そうです。大腸にある「憩室」という小さな窪みに炎症が起きる病気です。ちなみに〇〇さんは，息子さんや娘さんはいらっしゃいますか？ ----- **まず家族構成を確認する。** |

| 患者 | はい，娘が1人います。 |

| 唐廻 | 娘さんとは一緒に住んでいますか？ |

| 患者 | はい。娘夫婦と孫が1人いまして，一緒に暮らしています。 |

| 唐廻 | わかりました。〇〇さん，今日は入院が必要ですが，今後の治療方針についての説明を娘さん夫婦にも聞いていただかなくてはなりません。今日来てもらえるようお願いしていただけますか？ ----- **できるだけご家族にも同席してもらおう。** |

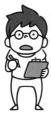

Chapter2 08

高齢患者さん，治療のリスクも
必要性も理解してもらいたい！

- ・80 代男性
- ・黒色便を主訴に近医受診。血液検査上，
  軽度の貧血を認めた
- ・上部消化管内視鏡検査を目的に当院紹介

⚠ 合併症リスクのある高齢患者さんに，検査説明をします。

唐廻 （からまわり）	胃カメラの検査を受けていただきます。検査にはさまざまな合併症*のリスクがありますので，いまから説明します。
患者	合併症……ですか？　私，大丈夫でしょうか？
唐廻	一般的に合併症の確率は低いですが，高齢者の場合はそのリスクが高くなります。場合によっては，致命的になる合併症もあります。
患者	そうなんですか！？　そんなに怖い検査はしたくありません。やらないとダメですか？
唐廻	でも検査をしないと，原因がわかりませんよ。
患者	だってそんなに危ない検査なんですよね？　何かあったら嫌ですし，そんな検査，受けたくありません。
唐廻	（えぇ，そんな……）

＊：胃カメラのような検査後の問題は"偶発症"と呼ぶほうが一般的ですが，ここでは"合併症"に
　統一しました。

— POINT

　唐廻先生は，患者さんがリスクの高い高齢者であることを考慮し，事前にきちんと合併症のリスクについて説明しようとしています。場合によっては命に関わることがあるのも事実ですから，そのことを明確に伝えていますね。ところが，**患者さんは強い不安を抱き，検査に拒否感を示しています**。リスクを伝えつつ，検査に納得してもらうためには，なんと言えばよかったのでしょうか？

リスクの説明は大事。でも，ストレートすぎるのはNG

　どんな検査や治療にも合併症のリスクはあります。何か問題が起きたとき，事前に十分な説明がなされていないと，患者さんから不信感を抱かれるおそれがあります。したがって，検査のリスクについてきちんと説明し，理解を得ることは大切です。

　しかし，その伝え方には注意が必要です。**ストレートにリスクばかりを話していると，患者さんの恐怖心は高まり，検査や治療に前向きになれなくなることがあります。**一度検査や治療に強い拒否感をもたれてしまうと，今度は「そんなにリスクは高くないですから大丈夫ですよ」とも言いにくくなります。それで後々問題が起きれば，結局「リスクの説明が不十分だった」としてトラブルになりかねないからです。

　では，どんな風に説明すればいいのでしょうか？

データなどの客観的な数字を利用する

　まずは，「検査や治療には一定確率で合併症が起こり，それをゼロにするのは不可能であること」を客観的な視点で説明します。

　ただ，"合併症"という言葉は一般的ではないため，「薬に副作用があるのと同じで，どんな検査や治療にも予期せぬ問題が起きることがあります。これを合併症と呼びます」などと説明してもいいでしょう。

　そして，今回の例であれば「胃カメラによって起こる合併症の確率は0.005％[1]

だと言われています。2万人に1人と確率は低いのですが, ○○さんがこの1人に当たってしまうかもしれません。どれだけ腕の良い医師でもこれをゼロにすることはできないためです」と, 客観的なデータを伝えるのがおすすめです。

あくまでいたわりつつ, "加齢" がリスクになることを伝える

高齢患者さんの場合, 合併症リスクが高いうえに, ひとたび合併症が起きると他の疾患を併発したり, 寝たきりになって認知症が進行し, 入院期間が長引いたりと, 大きな問題に発展する可能性もあります。そのため "合併症リスクを強調しておきたい" と考えるのは当然でしょう。

こういったケースでは,

「もう80年も使ってきたお体です。検査や治療の負担によって, 体のどこかに支障が起きてもおかしくありません」

という表現を使い, 患者さんの自尊心を傷つけないよう配慮することも大切です。

患者さんのキャラクターによっては,

「これだけ体を長年酷使してきたのですから, どこにガタがきてもおかしくありませんよ」

「人間の体の耐用年数は, 実はそんなに長くないんです。予期せぬところにトラブルが起きることがありますよ」

というように, 少しわかりやすい比喩を使ってみてもよいかと思います。

高齢者のなかには年齢の割に非常に元気な方もいますし, 自分では「まだ若い」と思っている方はたくさんいます。しかし, 体は年齢相応に加齢変化を起こしています。

「80歳に見えないほどお若いですが, 体は正直です。年齢相応に臓器は弱っている（機能は落ちている）ものです」と言って, やむをえない "加齢" という現象を自覚していただくことも, 後々問題が起きたときのスムーズな受け入れのためには重要です。

これでワンランクアップ

| 唐廻 | 胃カメラの検査を受けていただきます。ただ，どんな薬にも副作用があるように，検査中あるいは検査後にさまざまな問題が起きてしまうことがあります。このことを"合併症"といいます。 |

"合併症"はやさしく言い換えよう。

| 患者 | そうなんですか……。私，大丈夫でしょうか？ |

| 唐廻 | 胃カメラによって起こる合併症の確率は0.005％だと言われています。2万人に1人と確率は低いので，ことさらに心配する必要はありませんが，○○さんがこの1人に当たってしまうかもしれません。可能性はゼロではないですからね。
80年も使ってきたお体ですから，検査をきっかけに他の臓器に問題が起きたりする可能性もあります。いまから詳しく説明しましょう。 |

具体的な数値はイメージしやすい。

リスクがゼロにならない旨は必ず伝える。ここを怠ると後でトラブルになることも。

ストレートに「加齢」「高齢」と言うよりも，やわらかい印象に。

| 患者 | そうなんですね。お願いします。 |

引用文献

1）古田隆久，他：消化器内視鏡関連の偶発症に関する第6回全国調査報告；2008年〜2012年までの5年間．Gastroenterological Endoscopy，58：1466-1491，2016

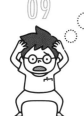

Chapter2
09
緊急手術後の合併症に，ご家族から
「聞いてない！」と怒られた……

- ・80 代女性，ADL 自立
- ・発熱，腹痛で救急要請，当院搬送
- ・意識清明。血圧 120/80，脈拍数 70 回/分
- ・CT で腹腔内にフリーエアーを認め，
  S 状結腸穿孔を疑う所見
- ・独居だが，遠方に娘夫婦が暮らしている

⚠ 緊急手術が必要な高齢患者さん。手術と合併症の説明を行います。

唐廻 (からまわり)	CT 検査で大腸に穴が空いていることがわかりました。重篤な腹膜炎を起こしています。すぐに手術が必要です。
患者	（苦悶様の表情で）ええっ……そうですか……。わかりました，とにかくお腹が痛いのをなんとかしてください。
唐廻	わかりました。すぐに手術の手配をします。（手術説明，合併症に関する説明をして）同意書にサインをお願いします。

——緊急手術の翌日。術後肺炎を発症し，ICU へ——

患者の息子	ICU に入ったと聞きました。手術を受けたなんてまったく知りませんでした。どういうことですか？
唐廻	ご高齢の方の場合，手術がうまくいっても肺炎のような合併症を起こしてしまうことがあるんです。ご本人にはその旨を説明しましたし，同意もいただいています。
患者の息子	肺炎の危険性があるなら，どうして手術したんですか？ 母はもう 80 代後半です。こんなに苦しい思いをさせるなら，手術しないほうがよかったんじゃないですか？

── POINT ──

　S状結腸穿孔で汎発性腹膜炎。高齢とはいえ，ADLは自立した元気な方で手術適応とした唐廻先生の判断に誤りはありません。合併症リスクを丁寧に説明し，本人も手術に同意していますね。

　ところが，残念ながら術翌日に肺炎を起こしてしまい，ICU入室後に患者さんの息子さんが来院します。遠方にお住まいで，初診時は外来に来られなかった息子さんと，唐廻先生は術後に初対面となりました。**息子さんは治療方針に不信感を抱いているようです。**

　さて，何が悪かったのでしょうか？

ご家族への事前の連絡は必須

　緊急手術は定例手術とは異なり，じっくり術前スクリーニングをして合併症リスクを把握する時間的猶予がないケースも多いでしょう。ある程度，合併症リスクは許容して行わなければならないのが緊急手術です。高齢患者さんや，既往歴から合併症リスクが高いと考えられる患者さんに高侵襲の手術を行う場合は，かなり慎重な術前説明が必須になります。

　今回の症例ではまだバイタルが比較的安定していますが，なかには術前にすでにバイタルが崩れており，「手術をしなければ助からないが，手術をしても助からないかもしれない」という症例は多々あります。手術前の限られた時間のなかで，可能な限り丁寧に，手術のリスクを説明しなければならないのです。

　合併症リスクが高い緊急手術では，特に家族への説明が重要です。本人はつらい症状のため，術前に冷静な判断ができない場合もあります。また，全身麻酔手術が始まってしまうと本人は意識がなくなりますし，術後合併症で意識障害に陥ると本人とは話せなくなります。

　最悪の場合，術後に「まったく話を聞いていなかった。一体どういうことだ」と言って，家族から激しい怒りを買うこともあります。合併症が起こってからではまったくもって遅い，と言わざるをえません。

必ず，直接（または電話で）説明しよう

　今回のようなケースでは，まず家族関係を確認し，家族を病院に呼んで直接説明するのが理想的です。遠方で来院が難しければ，必ず電話で説明します。この際，診察した医師自身が直接きちんと話すべきです。

　今回の例は研修医が単独で対応していますが，実際にはもちろん指導医に指示を仰ぐのが望ましいでしょう。指導医に家族の存在を伝え，電話をかけてもらう（または説明すべき内容を指導医に確認して自分が説明する）など，術前に先手を打っておくことが，患者家族からの信頼を失わないためには重要です。

　電話をかける場合は病院の電話を使ってもかまいませんが，患者さんが動けるときは患者さんの携帯電話からかけてもらい，途中で電話を代わってもらうのも一つの手です。突然知らない番号からかかってくるよりは，話がスムーズに進むこともよくあります。

どうしても電話がつながらなければ留守電に残しても OK

　むろん，何度電話をかけても家族につながらない，といったケースはありえます。その場合は可能な限り留守番電話にメッセージを残し，そのうえでその旨をカルテに記載しなければなりません。

　もし時間的に余裕のある病態であれば，電話で説明できるまで手術は行わない，とするのが望ましいでしょう。

患者本人が連絡されるのを嫌がるときは，
家族との関係性に応じて対応を変える

　患者本人から「家族には連絡しないでほしい」と言われるケースもあります。それがもし「心配させたくないから」といった理由であれば，「連絡をせずに手術に踏み切るほうが，後で余計に家族に心配をかけることになる」と伝えるべきでしょう。

　術後は家族が患者さんのサポートをしなければなりません。「迷惑をかけないように」と家族に黙って手術を受けるほうが，よほど"迷惑"がかかってしまいます。

　一方，家族と絶縁関係にあるなどの理由で連絡を拒否される場合は，もちろん連絡すべきではありません。医師には患者さんのプライベートにまで踏み込む権利はありませんし，家族関係を壊すおそれのあるようなことは当然避けるべきです。

　以上のことは，緊急手術に限らず，他の緊急の処置にもあてはまります。中心静脈カテーテル挿入や，胸腔・腹腔ドレナージなど，ある程度侵襲のある処置を緊急で行うときは，同様のことに気をつけてください。

 これでワンランクアップ ！

唐廻	CTで大腸に穴が空いていることがわかりました。重篤な腹膜炎を起こしています。すぐに手術が必要です。	
患者	（苦悶様の表情で）ええっ……そうですか……。わかりました，とにかくお腹が痛いのをなんとかしてください。	
唐廻	わかりました。（カルテを確認し）息子さんがいらっしゃるんですね。私から直接電話をして，病状や手術が必要なことを説明してもいいですね？電話番号を教えていただけますか？	まずは家族の確認。 必ず医師から連絡する（研修医の場合は事前に指導医の確認をとる）。 患者さんの携帯電話からかけてもらってもOK。
患者	わかりました。お願いします。	

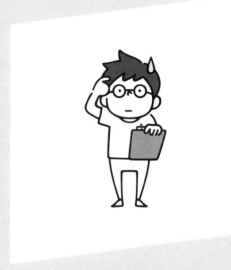

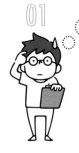

治療方針をなかなか選んでくれない
患者さんへの対応は？

・20 代女性

・右下腹部痛で来院

・腹部造影 CT で軽度の虫垂腫大と周囲の脂肪織
　濃度上昇あり

⚠ 軽症の急性虫垂炎を疑ったため，治療方針を相談することに。

> **患者** いかがでしょうか？
>
> **唐廻**（からまわり） 虫垂が腫れているようです。急性虫垂炎，いわゆる「盲腸」ですね。
>
> **患者** 盲腸ですか！　どうすればいいんでしょう？
>
> **唐廻** 軽い虫垂炎なので，手術で虫垂を切除する方法もありますし，抗菌薬で治療する方法もありますよ。
>
> **患者** どうしよう……悩みます。どちらがいいんでしょうか？
>
> **唐廻** どちらにもメリット，デメリットはありますから，どちらがいい，ということはないんです。治療を選択するのは患者さんですので，お好きなほうをお選びください。その選択を私たちは尊重しますよ。（こちらで誘導して何かあったらこっちの責任だしな……）
>
> **患者** うーん……。

― POINT ―

　軽症虫垂炎の患者さんに，手術と保存的治療（抗菌薬投与）の二つの選択肢を提案していますね。唐廻先生はインフォームドコンセントの重要性に思考を巡らせ，「患者さんが主体的に治療を選択すべき」という考えから，治療について十分な説明をしたうえで患者さんに選択を委ねています。

　ところが，**患者さんは悩み込んでしまい，なかなか選べません。**こんなとき，どうすればいいのでしょうか？

“選択をお手伝いする”という意識をもつ

　かつて，医師が主体的に治療方針を決め，患者はその判断にすべてを委ねればよい，という考え方が一般的な時代がありました。現在はこうした考え方は“医療パターナリズム”と揶揄されていますし，インフォームドコンセント，すなわち，患者は医療行為について十分な説明を受けたうえで，自由意志に基づいて治療方針について合意するのが大切だということは，大学の講義でも学んできたでしょう。

　ところが，こうした“患者主体”という考え方は，患者さんに選択を完全に委ね，医師はその選択に関して責任を負わない，といった間違った発想に行き着くことがあります。カルテでも，ことさらに「患者さんが希望したため，この治療を選択した」と強調するような記載を見ることもあります。

　しかし，医療の専門家ではない患者さんにとっては，「選択権があっても選択できない」というのが実情でしょう。逆に，専門的知識をもつ医師だからこそ，“選択のお手伝い”をする必要があります。

患者さんの状況に応じて選択をサポートする

　治療選択肢が複数あり，どちらかが優れているという明らかなエビデンスがないときは，まずそれぞれのメリット，デメリットをきちんと説明し，「科学的データに照らすといずれにも優劣がない」ことを強調します。

　そのうえで患者さんに選択を委ねますが，選択に難渋しているときは，専門

的知識を使ってその選択をサポートします。例えば仕事や介護，子育てをしている人は時間的な制約があるので，通院期間や入院の有無などが気になるかと思います。費用を気にする患者さんもいますし，既往や服薬状況によって副作用などのリスクも変わります。こうした点に配慮つつ，治療選択に必要な情報を提供していくのです。そうして手を差し伸べてくれた医師への信頼は高まり，かえってリスクヘッジにもなるでしょう。

　つまり，各治療選択肢を完全に等価であるとして提示するのではなく，

①総合的に判断して**推奨できる案**を提示したうえで，
②その案を採用しなくてもよいことを明示し，**代替案**を提示する

という方向性が望ましいと考えます。
　病態に応じてケースバイケースなので，こうした手法が適用できない場合もあるとは思いますが，例えば今回のようなケースでは次のような説明がいいでしょう。

 これでワンランクアップ ！

患者	いかがでしょうか？
唐廻	虫垂が腫れているようです。急性虫垂炎，いわゆる「盲腸」ですね。
患者	盲腸ですか！　どうすればいいんでしょう？
唐廻	軽い虫垂炎なので，手術で虫垂を切除する方法もありますし，抗菌薬で治療

する方法もありますよ（ここで両方の
メリット，デメリットを説明）。- - - - - - ▌まずはここを丁寧に。

患者　どうしよう……悩みます。どちらがい
いんでしょうか？

唐廻　どちらにもメリット，デメリットがあ
りますから，どちらがいい，という
確実なデータはないんです。ただ，抗
菌薬の効果が乏しかったときは，いず
れにしても手術が必要になります。ま - - - ▌その治療方針を選んだとき
た，お仕事でお忙しい〇〇さんのよう 　　の具体的な見通しを伝え
な方の場合，抗菌薬治療だと通院期間 　　る。
が長引いて仕事を休まなければなら - - ▌患者さんの生活スタイルを
ない日が多くなる可能性があります。 　考慮した提案も大事。
一方，手術だと何も問題なければ数日
の入院で済みます。
その点を考えると，手術のほうがメ
リットは大きいかもしれません。- - - - ▌まずは推奨できる案を提案
もちろん，手術をせずに抗菌薬で炎症 　する。
を抑えることもできますし，リスクを
ご理解いただいたうえで抗菌薬治療 - - ▌他の選択肢のフォローもあ
を希望されるのであれば，それでも 　ると，患者さんの意思が入
まったくかまいません。いかがでしょ 　りやすい。
うか？

患者　そうですか。それでしたら，手術をお
願いしたいと思います。

何を聞いてもあやふやな患者さん，どう聞き出せばいいの？

・80歳男性

・強い胸痛を訴え，救急外来を受診

⚠ まずは患者背景を把握するため，問診を開始します。

唐廻 からまわり	いままで大きな病気をされたことはありますか？
患者	うーん，何かあったかなぁ。たぶんないですねぇ……。
唐廻	タバコは吸っていますか？
患者	ええ，吸ってますよ。
唐廻	何本吸っていますか？
患者	うーん，何本くらいかなぁ……。
唐廻	えーっと，じゃあ何か薬は飲まれていますか？
患者	飲んでるけど，うーん，何だったかなぁ……。

── POINT ──

唐廻先生は，教科書どおり順を追って問診を行っていますが，**どうも答えがあやふやで困っています**。患者さんは胸痛を訴えているため，なるべく早急に心血管疾患に関わるリスク因子を知りたいところです。何が良くないのでしょうか？

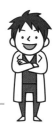

「大きな病気」よりも「治療中」「持病」のほうがイメージしやすい

　高齢者のなかには，若い頃のようにスピーディな会話のキャッチボールができなくなっている方が多いものです。唐廻先生が行った紋切り型の「教科書的問診」では，必要な情報を効率的に聞き出すことは難しいでしょう。

　まず，「大きな病気」という尋ね方だと，慢性疾患や症状のない疾患など，本人の印象に残りにくい既往を聞き出せない可能性があります。

　「いままでされた病気や,治療中の持病はありませんか？」など,「治療中」「持病」といったキーワードを入れるとよいでしょう。

あやふやなときは，答えられそうな選択肢を用意する

　オープンクエスチョンで反応が悪いときは，「例えば血圧や血糖値が高いと言われたり,コレステロールが高いと言われたりしたことはありませんか？」というように選択肢を提示し，適宜「YES」か「NO」で答えられるクローズドクエスチョンに変更する必要があります。

　もしなんらかの既往があった場合はその時期を尋ねる必要がありますが，この際も「いつ頃ですか？」といった突き放した質問ではスムーズな回答は得られません。「5年前ですか？　10年前ですか？」といった具体的な選択肢を提示したり，地域によっては「震災の前ですか？　後ですか？」など印象的なイベントを基準に時期を尋ねたりする方法も有効です。

　喫煙歴を聞くケースも同様です。タバコの本数については記憶が曖昧なケースがあるため，「10本くらいですか？　それとも1箱（20本）くらいですか？」というように，必要に応じて選択肢を提示してみましょう。

高齢者の病歴や薬歴はしっかり聴取しないと，
トラブルになることも

　高齢者は総じて内服中の薬が多く，すべてを把握するのが難しいことがあります。こういう場合は，ご本人の口頭での説明に頼らず，最初にお薬手帳を見せてもらうほうがスムーズでしょう。

　ちなみに，今回のように本人から聞き出せなかったのに，「お腹を見ると手

術痕があり，さらにお薬手帳を開くと抗凝固薬を飲んでいることがわかった」というケースもあります。こうした情報を聞き逃すと，治療方針に悪影響を与えます。

　高齢者に限りませんが，いつも同じスタイルで問診するのではなく，**相手によって「どのような質問を投げかけると回答しやすいか」**を常に考え，臨機応変に問診の手法を変えるのが望ましいということです。

 {　 これでワンランクアップ

唐廻	いままで大きな病気をされたことはありますか？
患者	うーん，何かあったかなぁ。
唐廻	血圧が高いと言われたり，血糖値やコレステロールが高いと言われたりしたことは？ ····· 具体例で思い出してもらう。
患者	あぁ，血圧と血糖値が高いから薬を飲んでるよ。コレステロールは大丈夫だね。
唐廻	お薬手帳を見せていただけますか？ ···· お薬手帳を確認する癖をつけよう。 （お薬手帳を見て）高血圧の薬と糖尿病の薬と，血をサラサラにする薬を飲んでますね？ ····· 確認によって，新たに情報が得られることも。
患者	そうそう。以前カテーテルの治療をしてから血をサラサラにする薬を飲んでるんだ。

唐廻	カテーテル治療はいつ頃ですか？
患者	いつだったかなぁ。
唐廻	5年くらい前ですか？
患者	いやいや，そんな前じゃないよ。
唐廻	じゃあ，2〜3年くらい前ですか？
患者	そうそう，そのくらいだね。
唐廻	タバコは吸いますか？
患者	吸ってるよ。
唐廻	10本くらいですか？　1箱くらいですか？
患者	10本くらいだね。

あやふやなときは，具体的な数字を提示する。

イメージしやすい選択肢を提示する。

02

何を聞いてもあやふやな患者さん，どう聞き出せばいいの？

喫煙歴も飲酒歴も問診で聞いたのに，話が違う！

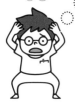

・50代男性
・胆石症で手術予定。術前検査の予約のため受診

⚠ 術前に，手術のリスク因子がないか聞き取りをします。

唐廻	治療中の病気はありますか？
患者	特にありません。
唐廻	タバコは吸っていますか？
患者	吸ってません。
唐廻	お酒は飲みますか？
患者	ときどき飲みますね。
唐廻	どのくらい飲みますか？
患者	1日ビール1杯くらいですかねぇ。
唐廻	わかりました，ありがとうございます。

──数日後──

指導医 唐廻先生，胆石で手術予定の患者さん，いまは禁煙しているみたいだけど，もともと重喫煙者で呼吸機能がかなり悪いよ。血液検査で血糖値もHbA1cもすごく高いじゃないか。γ-GTPは高いし肝機能も悪い。大酒呑みじゃないかい？ 術前に呼吸器内科と糖尿病内科にコンサルトしないとダメだ。それにしても，ちゃんと問診したの？

唐廻 えぇっ！ タバコは吸ってないと言っていましたし，お酒もビール1杯，さして既往もないとのことだったので，安心していました……。すみません。

　唐廻先生は型どおりの問診をしていましたが，**重要な情報をたくさん聞き逃していたようです**。治療に伴うリスクを把握するため，**喫煙歴や飲酒歴，糖尿病など生活習慣病に関する情報は，どんな患者さんであっても丁寧に聞き出しておく必要があります**。唐廻先生の問診のどこに問題があったのでしょうか？

「既往なし」は本人が気づいていないだけの場合も

　患者さんの既往を知る際には，「大きな病気」ではなく「治療中の病気」や「持病」といった言葉を使うほうがよい，ということは，前項で説明したとおりです。ところが，たとえこの方法を使ったとしても聞き出せないのが，

> "受診歴のない患者"の"自覚症状のない病気"

です。普段病院に行かない人は，自覚症状のない病気の存在を自分で知ることができません。自営業の方や専業主婦（夫）の方など，健康診断を長年まったく受けていない人もいます。こういう方は，なんらかの理由で病院を受診した際に，これまで気づかれていなかった複数の病気を同時に指摘されることがよくあります。

　このうち代表的なのが，**高血圧や糖尿病，脂質異常症などの生活習慣病，肝障害や腎障害**です。これらは多くが無症状でありながら，さまざまな疾患のリスクとなる危険な疾患です。他の病気で受診した方が，血液検査で初めて高血糖や，腎機能の障害などを指摘されることは往々にしてあります。

　本人も知ることのない既往歴を，本人から聞けるはずがないのです。

　今回の唐廻先生のケースでは，**問診では聞き出せない情報を問診以外の方法でなるべく正確に引き出そう**，という意識が必要になります。

　ちなみに，症例プレゼンでは，こういったケースで「知られた既往はありません」とわざわざ強調することもあります。

タバコやお酒は少なめに申告されやすい

今回の問診のもう一つの問題は，患者さんから直接聞き出した情報が正確ではなかったことです。患者さんは「タバコを吸っていない」と説明しましたが，実際には受診時点で禁煙していただけで，それまでは重喫煙者でした。

禁煙している人は「がんばって禁煙している」という思いもあってか，「タバコを吸っていますか？」という質問に対しては，ほぼ間違いなく「吸っていない」と答えます。以前，「昨日禁煙を始めたばかり」という方が「吸っていない」と答えたこともありました。そのため，必ず「これまで一度も吸ったことはないですか？」という質問を追加する必要があります。

喫煙による呼吸器疾患リスクを考えるときは，「1日の喫煙本数 × 喫煙年数（ブリンクマン指数）」が問題になることは，皆さんもご存じだと思います。

また，近年は電子タバコや加熱式タバコを吸う人が増えているようですが，こういう方が「自分はタバコを吸っていない」と認識していることもあります。現時点では，これらの新型タバコも従来のタバコと同様に考えるべきなので，その点も問診で聞き逃さないよう注意する必要があります。

飲酒歴についても同様の注意が必要です。飲酒量に対して患者さんが罪悪感をもっていると，やや少なめに申告されることがあります。喫煙や飲酒の量については，ご本人ではなく，一緒に暮らしているご家族に問うほうが正確な情報を引き出せます。この点にも十分に留意して問診をしましょう。

これでワンランクアップ !

唐廻	治療中の病気はありますか？
患者	特にありません。
唐廻	最近病院にかかったり，健康診断を受けたりしていますか？
患者	病院には長年行ってませんね。健康診断もまったくです。
唐廻	タバコは吸っていますか？
患者	吸ってません。
唐廻	いままで一度も？
患者	いえ，昔は吸っていました。
唐廻	いつから何年くらいですか？
患者	20歳くらいから1日1箱吸ってましたね。去年から禁煙しています。
唐廻	お酒は飲みますか？
患者	ときどき飲みますね。
唐廻	どのくらい飲みますか？
患者	1日ビール1杯くらいですかねぇ。
患者の妻	何言ってるの！　先生，この人，いつもビール3杯，焼酎3杯は飲んでますよ。
唐廻	わかりました，ありがとうございます。

受診歴を聞き，自覚のない既往がある可能性を探る。

必ず過去の喫煙歴も含めて聞く。

ご家族に同席してもらうのも一つの手。

03

喫煙歴も飲酒歴も問診で聞いたのに，話が違う！

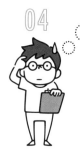

デリケートな質問の切り出し方が わからない

・18歳女性
・来院1時間前に突然発症した腹痛を主訴に救急外来を受診

⚠ 腹痛の原因を探るため，問診を開始します。

唐廻（からまわり）	お腹が痛くなったのはいつからですか？
患者	1時間くらい前に突然痛くなりました。
唐廻	妊娠している可能性はありませんよね？
患者	えっと……ないと思います。
唐廻	痛くなったのは突然ですか。それは性行為の後に起こったのではないですか？
患者	えっ……いえ，そんなことはないと思います……。

── POINT ──────────────

　女性の腹痛に対して，唐廻先生は妊娠の可能性の有無や性行為との関係を尋ねています。今回のようなケースでは必須となる問診事項ですから，これらを聞くこと自体はまったく問題ありません。しかし，**相手が答えにくいと感じる質問をしている割には，単刀直入すぎるようにも思います**。場合によっては「配慮のない人だ」と思われてしまうかもしれません。
　こういう場合，どのような言葉を使うのが適切でしょうか？

妊娠，虐待，薬物摂取などは聞き方に配慮が必要

　外来では患者さんが答えにくい質問をしなければならないことが度々あります。その代表的な例として，

> ・**妊娠**や**性交渉**に関わる sexual な問題についての質問
> ・**虐待**など，**暴力**による外傷の受傷機転に関する質問
> ・**薬物の過剰摂取**や**法律に反する薬物摂取**を疑った質問

などがあげられます。

　当然ながら，医師は医学的な必要性に迫られて問診しているのであって，相手のプライベートに興味や好奇心があるわけではありません。しかし，患者さんによっては「答えにくいプライベートなことをずけずけと質問されて嫌な思いをした」と感じる方もいるでしょう。そこで，相手が答えにくいであろうことを配慮しつつ，慎重に言葉を選ぶほうが無難です。

　では，どういった言葉であればあまり嫌な思いをさせずに済むのでしょうか？

「○○な方全員にお聞きしているのですが」

　まず，用いやすいのが **「これは○○な方全員にお聞きしているのですが」** という枕詞を入れる手法です。「同様の患者さんには全員必ず同じ質問をしなくてはならないのだ」ということが伝わりやすく，相手も不信感を抱きにくいでしょう。

　例えば，妊娠に関する質問をする際であれば **「これは大切なことなので女性の方全員にお聞きしているのですが」** と話を切り出すのは，有効な方法です。

　余談ですが，本人から「妊娠している可能性はない」という答えがあっても，性交渉があれば妊娠検査は必要です。100％の否定ができない限り，問診のみの情報に頼るのは危険です。妊娠に伴う腹痛を見逃せば，母子ともに命の危険にさらすからです。この点は患者さんに丁寧に説明し，理解を得る必要があるでしょう。

04

デリケートな質問の切り出し方がわからない

「違っていたら大変失礼なのですが」

　「違っていたら大変失礼なのですが」といったセリフを枕詞として使う方法もあります。実際,虐待など暴力による外傷を疑った場合は,相手によっては「そんなわけないだろう！」と怒りをあらわにすることもあります。もしまったくの見当違いであれば"失礼な質問"になってしまうことを考慮したうえで質問するのが望ましいでしょう。

　何より「相手が答えにくい質問をやむをえずしているのだ」という感覚が欠如すると,医師は容易に患者さんを傷つけてしまいます。そのため,常に相手の立場を考えた言葉遣いが大切です。

　ただし,過剰にへりくだったり,大げさに聞きにくそうなそぶりを見せたりするのは逆効果です。あくまで医学的な情報収集の一貫なので,可能な限り冷静かつ淡々と質問するほうが望ましいでしょう。

　ちなみに,今回の問診で唐廻先生が想定したのは卵巣出血です。性行為の後に発症することが多いとされますが,特に誘因なく生じることもあります。

これでワンランクアップ

唐廻	お腹が痛くなったのはいつからですか？
患者	1時間くらい前に突然痛くなりました。
唐廻	そうですか。これは女性全員にお聞きしているんですが，妊娠している可能性はないでしょうか？
患者	ええ，ないと思います。
唐廻	痛くなったのは突然なんですね。違っていたら大変失礼なのですが，性行為の後に起こった痛みということはないでしょうか？
患者	いえ，そんなことはありません。

聞きにくいときに使える汎用性の高い一言。

角が立たずソフトな印象に。

04

デリケートな質問の切り出し方がわからない

Chapter 4

言わないほうが
いい一言

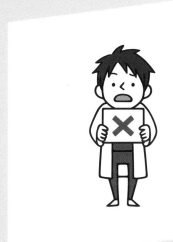

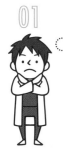

言ってませんか？
必要以上に責める「なんでこんな風になるまで放っておいたんですか？」

・40 代男性
・発熱，上気道症状あり，自宅近隣のクリニックで総合感冒薬と解熱薬を処方され，経過観察されていた。症状が改善しないため，当院受診
・体温 38.2℃，SpO_2 92 ％（room air）

⚠ 胸部単純 X 線検査を行ったところ，肺炎像が認められました。

患者	先生，いかがでしょうか？
唐廻 （からまわり）	いやぁこれ，肺炎ですよ。なんでこんな風になるまで放っておいたんですか？
患者	え……肺炎？　重症ですか？
唐廻	重症も何も……。これ入院が必要ですよ！
患者	えぇっ，近くの先生はただの風邪だって言ってましたよ！？
唐廻	これで風邪って言ったんですか？　……信じられないな。もっと早くうちに来てくれたら入院せず外来でも治療できたと思うんですけどねぇ。
患者	そんな……。

― POINT ―

　上気道炎として経過観察されていた患者さんが，肺炎を併発してしまったようですね。胸部 X 線では，誰が見てもわかるような肺炎像。唐廻先生も，「軽症の段階で受診していれば外来治療もできたのに」という思いから，「なんでこんな風になるまで受診しなかったのか」と思わず声を荒げてしまいました。どうやら前医に対しても怒りがあるようですね。しかしこの説明，**絶対に NG ！**です。

責める言葉はかえって自分の信頼を落とす

　今回の唐廻先生の説明には二つの問題点があります。

　一つ目は，「こんな風になるまでなぜ受診しなかったのか？」と言って患者さんを責めると，修復不能なほどに患者さんとの信頼関係が崩れる危険性があることです。

　患者さんのなかには，軽い症状でも心配だから病院に行っておく，という人から，しばらく我慢して悩んだ末に受診する，という人まで，"受診のハードル"に個人差があります。症状を悪化させてやってくる患者さんは後者に多く，散々迷った挙げ句，重い腰を上げて病院を受診することも多いでしょう。

　受診するときは，症状が悪化していることを自分でも認識しているでしょうし，恐怖心を抱いている可能性もあります。今回のケースのように他院に通院していた患者さんの場合は，病院を替えることに対して引け目を感じている可能性もあるでしょう。そんな心理状態の患者さんに対し，「なぜもっと早く来なかったのか」と責め立てると，患者さんをより一層追い込むことになります。

　すでに起きてしまった過去を非難しても，何も解決しません。患者さんには，

これからどういう治療を行うべきか
今後，体にどんなことが起こりうるか

といった，先のことから伝える必要があります。

　「今後同じようなことが起きたときにどうすればいいか」を考えるのももちろん大切なことですが，初診時での優先順位は低いでしょう。適切な治療を行って病態が改善し，患者さんの不安がある程度軽くなったタイミングで伝えればよいことです。

後医は名医。「後出しじゃんけん」で前医を批判しないこと

　二つ目の問題点は，唐廻先生の説明が前医への批判につながることです。

　今回のように，近隣の医療機関で治療中の患者さんが自院を受診されたケースで「なぜこんな風になるまで放っておいたのか」と言ってしまうと，患者さんは「前医の治療方針が間違っていたのか」「前医は自分の肺炎を見逃して，風邪だと誤診していたのか」と，前医に対して不信感を抱く可能性があるのです。ひとたび不信感を抱いてしまうと，二度とその医療機関に通うことができなくなるかもしれません。

　"後医は名医"という言葉をご存じでしょうか？

　後から診る医師は，病態の経時的変化や，治療に対する反応など，最初に診察した医師よりはるかに多くの情報を得たうえで患者さんを診察するため，正しい診断に至りやすく"名医"になりやすい，という意味です。

　医師としての能力に差はなくても，単に後から診察するだけで，すでに大きなヒントをもらった状態なのです。

　また，この言葉は，前医がたどり着けなかった答えに後医がたどり着いても，前医を非難してはならない，という戒めの言葉としても使われます。当然ながら，経過観察中に予想外の速度で病態が悪化するようなタイプの病気もあります。前医がどれだけ腕の良い医師であっても，今回のような事態を防げないことはあります。

　今回，患者さんの目の前で前医を批判してしまった唐廻先生は，こうした診断プロセスの難しさを認識していない点でも，未熟だと言わざるをえないでしょう。

これでワンランクアップ

患者	先生，いかがでしょうか？
唐廻	レントゲンの結果ですが，肺炎を併発しているようです。
患者	えぇっ！ 近くの先生はただの風邪だって言ってましたよ！？ 肺炎を見逃したんですか？
唐廻	おそらくその先生が診られたときは，風邪という判断でよかったのだと思いますよ。肺炎のように急激に悪化するような病気が，軽い段階では見つけるのが難しいこともあるんです。

> まずは前医への不信感を取り除こう。

> 理由も伝えると納得してもらいやすい。

| 患者 | そんなに急に悪くなるものなんですか？ |
| 唐廻 | 前回風邪だと言われたのなら，そのときからいままでの間に肺炎が一気に悪くなったことが推測できますね。もしいまの状況で診ていれば，前の先生もきっと肺炎だと診断するでしょう。 |

> あくまでも冷静に経過を伝える。

言ってませんか？ 必要以上に責める「なんでこんな風になるまで放っておいたんですか？」

02

言ってませんか？

予想外の悪い検査結果に思わず「あ！　これは……！」

・50代男性
・胃がん術後4年
・便秘と腹部膨満感を主訴に外来を受診
・腹部CTを施行した

⚠ 腹部CTの結果が出たので，説明を行います。

患者	CTの結果はどうでしょうか？
唐廻	えーっと，少しお待ちくださいね。（結果を見て）あ！　これは……！
患者	なんですか？　ひょっとして悪いんですか？
唐廻	お腹の中にたくさんの影が見られます……！
患者	え!?　再発ですか!?
唐廻	その可能性はありますね。いまの時点では私の口からはなんとも言えません。消化器外科に紹介しましょう。
患者	そんな……。

— POINT

唐廻先生は，まさか自分がオーダーした CT 検査で腹膜播種が発見されるとは思ってもいませんでした。思わず予想外の結果に患者さんの前で驚いた様子を見せてしまいます。ともかく専門科へ振ろうと考えますが，**患者さんは不安で仕方がない様子です。**

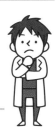

患者さんは医師以上に"悪い結果"が怖い

患者さんに検査をしたところ，予想外の結果が返ってくることは往々にしてあります。経過や身体所見による予想よりもはるかに悪い結果だったときは，医師であっても思わず驚くことはあるものです。

しかし，結果が予想外に悪かったとき，**患者さんの驚きは医師のそれとは比べ物にならない**という点をわかっておかねばなりません。悪い結果に大きなショックを受けている患者さんは，自分の支えになってくれるはずである目の前の医師が同様に驚いていたら，不安のどん底に突き落とされてしまいます。たとえ予想外であったとしても，**医師は常に「想定の範囲内」である，というリアクションをとらなければなりません。**

もちろんこれは"嘘をつく"こととは違います。医学においては，常に**非典型的な経過を想定に入れておかねばならない**という意味です。誰もが典型的な経過をたどるとは限りませんから，非典型例に出合ったときも，常に落ち着いてどっしりと構えておく必要があります。

患者さんもまた，そういう医師の姿を見れば安心できるでしょう。今回のような例でも「あくまで，ある程度は想定していた結果が返ってきている」という表情で患者さんに相対する必要があります。

あらかじめ結果を見ておくのも一つの手

冷静に対応できる自信がないときは，「患者さんの前で新しい情報を確認すること」自体をやめたほうがいいでしょう。事前に検査結果をすべて確認しておき，どういう表情や声色で患者さんに説明すべきかを頭の中でシミュレー

ションしてから患者さんと会うことを心がけてみてもいいかもしれません。

共感の気持ちも忘れずに

　ただし，すべてが想定の範囲内であるとして冷静さを損なわないことが，必ずしも患者さんにとって好印象を与えるとは限らない点にも注意が必要です。

　私は以前，重度の肝硬変の患者さんが肝性脳症を発症して意識障害に陥ったとき，心配するご家族の方に対して「よくあることです」と言ってしまったことがあります。これは，ここまで書いてきたように「医師にとっては想定の範囲内であり驚くべきことではない」ということを伝えるほうが，ご家族の方は安心するだろうと考えたからです。

　ところが，ご家族の方からはその場で「こっちは心配で仕方がないのに，『よくあること』だなんて言われるとショックだ」と言われました。私は思わず動揺しましたが，このセリフに含まれる一種の“無神経さ”を振り返り，大いに反省しました。改めて考えてみると，この「よくあることです」には，二つの意味で患者さんを不快にさせる可能性があると感じます。

　一つ目は，不安の絶頂にいる患者さんは，医師に対して「まったく心配してくれない」という印象をもち，かなりの距離感を抱いてしまう点です。医療者は，想定の範囲内の事象であれば，患者さんほど“心配そう”にはしませんし，それがプロフェッショナルだと思っています。しかし，なかには「共感してもらえなかった」と捉える人もいるのです。

　二つ目は，「『よくあること』ならなぜ防げなかったのか？」という疑念を抱かせるおそれがある点です。医療者にとっては，「よくあること（想定の範囲内）ではあるものの100％防ぐことはできない事態」は日常的にありうるのですが，患者さんからは，「それほど容易に想定できるなら事前に何か手を打ってほしかった」と思われるリスクがあるのです。

　同じ現象をみていても，医師と患者さんでは捉え方がまったく違う可能性があります。こうしたすれ違いによって，たった一つの言葉が患者さんを不安にさせたり，信頼関係を傷つけたりするリスクがあることを十分に理解しておく

必要があるのですね。

これでワンランクアップ

患者　CTの結果はどうでしょうか？

唐廻　えーっと，少しお待ちくださいね。（結果を見て表情を変えずに）そうですね，少し気になる点がありますね。

> 態度や表情に出やすい人は，事前のシミュレーションが◎。

> あくまでも冷静に。

患者　なんでしょうか？

唐廻　お腹の中に小さな影が見られるようです。前回のCTでは見られないので，今回起こった変化だと思われます。いまの時点ではなんとも言い難いですね。専門の先生に診てもらい，そこで判断してもらうことにしましょう。

> はっきりしていない段階での断定は避ける。

言ってませんか？
一見印象のいい「精一杯がんばります！」

・50代男性
・進行胃がんに対して手術予定
・手術2日前に入院した

⚠ 手術説明後，不安そうな患者さんに話しかけられました。

| 患者 | ○○先生（指導医）から手術の説明を受けました。合併症の話を聞きましたが，怖いです。大丈夫ですよね？ |

| 唐廻
（からまわり） | **合併症は一定の確率で起こってしまいます。でも，起こらないよう十分に注意して，精一杯がんばりますからね。** |

| 患者 | ありがとうございます。その言葉を聞いて安心しました。 |

――手術から2日後，縫合不全が判明――

| 患者 | 縫合不全ですか……。手術前に聞いていたので理解はしていましたが，先生，「起こらないよう十分に注意する」って言ってましたよね？　誰の不注意が原因なんですか？ |

| 唐廻 | **いえ……不注意などということでは……。** |

| 患者 | これは手術ミスじゃないんですか？　注意を怠った原因を明らかにしてもらわないと納得できませんよ。 |

— POINT —

　唐廻先生は，患者さんを勇気づけるために「合併症が起こらないように十分に注意して，精一杯がんばります」と伝えました。しかし，術後に縫合不全が起こってしまい，患者さんを怒らせてしまいました。**どうやら唐廻先生の言った「注意する」という言葉が引っかかっているようです。**

たとえ"気をつけても"合併症はゼロにはできない

　これまで繰り返し説明しているように，手術や処置などの前には合併症の説明が必須です。どの病院でも手術や処置の説明書が用意されていますが，そこに合併症についての記載もあるでしょう。

　合併症は一定の確率で起こり，**どれだけ注意してもこれをゼロにすることはできません。** 患者さんには，このことについて十分に理解していただく必要があります。

　ところが，手術や処置の前に説明する際，「合併症が起こらないよう気をつけます」「合併症が起こらないよう精一杯努力します」と言ってしまう人がいます。これは，万が一合併症が起こった際に患者さんに誤解を与える危険性のある表現です。

　これらの言葉を聞いた患者さんは，

> 「きちんと気をつければ合併症は防ぐことができる」
> **→合併症が起これば，原因は"不注意"である**
> 「精一杯努力すれば合併症は防ぐことができる」
> **→合併症が起これば，医師の努力不足が原因か，医師の腕に問題がある**

と考えるからです。

　医師がどれだけ気をつけても，どれだけ腕を磨いて努力しても，ゼロにはできないのが合併症です。このことを術前に理解しておいてもらわないと，術後

にトラブルに発展するおそれがあるのです。

あらかじめリスクをしっかり伝えるほうがむしろ信頼につながる

　患者さんから「合併症が起こらないよう気をつけてやってください」と言われることもありますが，この際にも，必ず「どれだけ気をつけても，合併症は一定確率で起こります」と言い，可能ならそれぞれの合併症の発生率は数字を使って客観的に表現します。

　患者さんを不安にさせたくない，と思うのは医師として当然です。しかし，無用な安心感を与えて，後でなんらかの問題が起きれば医師への信頼は一瞬にして崩れてしまいます。

　仮に合併症が起きたとしても，その兆候を早い段階で発見してすぐに対応し，患者さんを退院に導くことができれば信頼に足る医師といえます。このことを医師も患者さんも理解しておかねばなりません。

不安を解消するためには，起きた場合の対処法を伝える

　患者さんによっては，合併症リスクについて説明すると「可能性は低いんですよね？　まれだけど，先生は念のためみんなにこのことを説明しないといけないんですよね？」とおっしゃる方もいます。

　これについても，例えば「〇〇という合併症は，3％程度の確率で起こると言われています。不安にさせるつもりはないのですが，あなたがこの3％に入ってしまうこともあるんですよ」と伝えたうえで，「でも，〇〇が起こったときは△△や□□という処置を行って，早急に治療を開始します」と，合併症が起こったときの見通しを説明することが大切です。

　以上のことは，ある程度の侵襲を伴う医療行為であれば，すべてにあてはまるとお考えください。

これでワンランクアップ ！

| 患者 | 〇〇先生（指導医）から手術の説明を受けました。合併症の話を聞きましたが，怖いです。大丈夫ですよね？ |

唐廻 不安ですよね。初めての手術ですから，当然のことです。私も「大丈夫です！」と言いたいところなんですが，

> まずは不安を汲みとる一言があるとよい。

> 寄り添う姿勢を見せると，よりやさしい印象に。

手術の説明書に書かれていたように，合併症は一定の確率で起こります。これをゼロにすることはできません。

> 起きたときのことを考え，事前の理解は必須。

ただ，術後は毎日診察し，定期的な検査も入ります。何か異変があればすぐに対応しますからね。

> 具体的な説明をし，バックアップまで気を抜かないことを伝える。

患者 ありがとうございます。その言葉を聞いて安心しました。

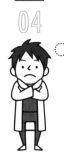

言ってませんか？
夜中の慢性的な症状の訴えに 「なんでこんな時間にわざわざ？」

・50歳男性
・腰痛を主訴に，午前3時に救急外来を受診
・歩行は可能。痛みは1カ月前から持続している

⚠ さっそく，痛みの程度を聞き取ります。

患者	腰が痛いんです。
唐廻（からまわり）	いつからですか？
患者	1カ月前からです。
唐廻	1カ月前？　それからいままで痛みが続いてるんですね？
患者	そうです。
唐廻	それなら，なぜこんな遅い時間に来たんですか！？　1カ月前からですよね？　どうして日中の外来を受診しなかったんです？
患者	え，ダメですか？　すみません……。

04

言ってませんか？　夜中の慢性的な症状の訴えに「なんでこんな時間にわざわざ？」

── POINT ──────────

夜中3時の救急外来。診療する医師にとってはつらい時間帯です。このタイミングで、1カ月前から慢性的な腰痛が続いている患者さんがやってきました。**疲れが溜まった唐廻先生は、思わず「なぜこんな遅い時間にわざわざ」と不快感を示してしまいます。**

確かに慢性的な腰痛なら、日中に時間をみつけて整形外科などの一般外来を受診してほしいところ。しかし、この言い方では痛い目にあうかもしれません。

まずは「急激な変化があったのかも？」という姿勢で臨む

救急外来の主な目的は、①応急処置、②緊急性の判断、③必要時の専門科医師への引き継ぎです。しかし、このことを十分に理解していない患者さんは多く、慢性的な症状で夜中に受診される方も多くいます。

なかには「平日は仕事で忙しく、休日や夜間しか病院に来られないから」「日中は外来が混むが、救急外来なら早く診てもらえるから」といった理由で救急外来を受診する方がいるのも事実です。

その一方で、慢性的な症状が続いているものの、「その日に限っていつもと違う症状に変化した」「これまでより強い痛みがあった」など、突然の症状の変化が理由で救急外来を受診しているケースもあります。

つまり、慢性的な経過のなかで急性の変化が起きたため、わざわざ休日や夜間に受診したということです。この事実を見逃すと、重大な見落としにつながるリスクがあります。

例えば、今回の例では、

> 慢性的な腰痛は筋骨格系の痛みで緊急性はなかったが、今回は痛みが急激に悪化したため受診し、検査をしたら痛みの原因は大動脈解離だった

という事態も想定されるわけです。

受診の"意図"を丁寧に聞き出そう

　そこで，なぜあえてこのタイミングを選んで受診したのかという意図を聞く必要があります。

　唐廻先生は「なぜこんな遅い時間に来たんですか!?」と不快感をあらわにしてしまいましたが，実際には「なぜこのタイミングで受診されたんですか？何か痛みに変化があったからでしょうか？」と，丁寧に聞くべきでしょう。

　ここで患者さんから「いや，平日は忙しくて来られないから，この時間に来たんだよ」と言われたなら，その時点で「救急外来の役割を誤解している」と気づけます。

　その場合は，救急外来の役割について，

- ・緊急性の高い疾患を除いては，応急処置など**対症療法が基本**となること
- ・精密検査の場ではなく，できる検査も限られるため，**慢性的な症状の原因を明らかにするのは一般的には難しい**こと
- ・専門科の医師が診療するわけではなく，**平日の専門科の一般外来を受診するほうがメリットは大きい**こと

を冷静に説明します。

　いずれにしても，慢性的な症状で救急外来を受診した患者さんには"受診の動機"を丁寧に問診することが大切です。

これでワンランクアップ ！

患者	腰が痛いんです。
唐廻	いつからですか？
患者	1カ月前からです。
唐廻	1カ月前？　それからいままで痛みが続いてるんですね？
患者	そうです。
唐廻	今日のこのタイミングを選んで救急に来られたのには何か理由がありますか？　いつもと違う痛みがあるとか，今日に限って痛みが強いとか？
患者	実は，1時間ほど前から普段とは違う強い痛みが始まりまして……。それでいま慌てて来たんです。

受診理由が重要なヒントになることも。

まずは「急な変化」を想定した選択肢を提示する。

言ってませんか？

実はうまく伝わらない「バットで殴られたような痛みですか？」

・70代男性
・夕食後に突然発症した頭痛で救急要請
・意識清明。頭全体の激しい痛みを訴える

⚠ 急いで痛みの性質を確認する必要がありそうです。

唐廻	どこが痛みますか？
患者	頭全体がとにかく痛いです。
唐廻	それは，バットで殴られたときのような痛みでしょうか？
患者	バット？ そんなもんで殴られたことはないからわからん！
唐廻	えーっと，最高の痛みを10とすると，いまは何ですか？
患者	え？ 10？ どういう意味？
唐廻	一番痛くないときをゼロ，最も痛いときを10とすると……。
患者	よくわからん！ とにかく痛いんだ。なんとかしてくれよ！

── POINT ──────────────

　頭痛を訴える患者さんに対し，くも膜下出血で特徴的とされる「バットで殴られたときのような痛み」であったかを尋ねる唐廻先生。しかしあまり有用な情報が得られず，今度はペインスケールを使って痛みの程度を尋ねようとしました。ところが，今度は**患者さんから「よくわからん」と一言**。どうすればスムーズに問診できるのでしょうか？

突然のペインスケールはかえって混乱を招く

　教科書では，典型的な痛みの表現の仕方として，くも膜下出血の「突然バットで殴られたような」や，心筋梗塞の「ゾウに踏まれたような」というものがよく紹介されています。**しかし実際にバットで殴られたり，ゾウに踏まれたりしたことのある人はいないでしょう**。突然こうした質問を投げかけられると，患者さんは予想外の事態に面食らってしまうことがあります。

　また，痛みの程度を知る際には確かにペインスケールが有用ですが，これは**患者さん自身にもある程度の"慣れ"が必要になる手法**です。

　例えば，がん性疼痛などでは，前と比べてどうであったかを数字で表現することで，痛みの推移を医療スタッフと共有し，鎮痛薬の用量調節を行う，といったように便利に使うことができます。

　しかし，初診で救急搬送されたような患者さんに対して，いきなり「最高が10としたらいまは何ですか？」と聞いても，まともに答えられる人はいません。医師よりは看護師に多い印象ですが，初診の時点で患者さんにこのような質問を投げかけ，「は!?」と不思議そうな顔で返されている姿をときどき見ます。

　緊急時は特にスムーズな問診が必須となるため，とにかく答えやすい質問方法を選ぶ必要があるでしょう。

　では，どのように聞けばスムーズに答えてもらえるのでしょうか？

「人生最大の痛みですか？」

　痛みの程度を知りたい際に，最も答えやすい質問が「**人生最大の痛みかどうか**」です。同程度の痛みをこれまで何度か経験している・繰り返している場合と，今回初めて人生で経験したこともないほどの強い痛みに見舞われている場合では，想定する疾患は変わってきます。

「OPQRST」で痛みの程度以外の情報も集める

　目の前で強い痛みを訴える患者さんの場合，最初に痛みの"程度"ばかりに意識が向かいがちですが，それ以外の情報もなるべく素早く収集する必要があります。

問診すべき情報は語呂合わせでよく紹介されますが，例えば「OPQRST」が便利です。

O：Onset　発症様式

P：Provocative/Palliative　増悪・緩解因子

Q：Quality/Quantity　痛みの性質・程度

R：Region/Radiation　部位・放散痛

S：associated Symptoms　関連症状

T：Time　経過

これらの項目をなるべく素早く聞いていき，痛みという主観的な情報を客観的な情報に"翻訳"していくことが大切です。

 これでワンランクアップ

唐廻	どこが痛みますか？
患者	頭全体がとにかく痛いです。
唐廻	人生でこれまで経験したことないほど痛いですか？ ----- 緊急時には感覚的に答えられる質問が◎。
患者	こんなに痛いのは初めてです。
唐廻	いつ頃痛くなりましたか？ ----- 痛みの強さ以外のこともしっかり聞き取る。
患者	2時間くらい前です。
唐廻	全体が締めつけられるような痛みですか？　鼓動に合わせてガンガン痛みますか？（以下略） ----- クローズドクエスチョンだとスムーズに答えてもらいやすい。

Chapter 5

こんなとき，
どうしたら？

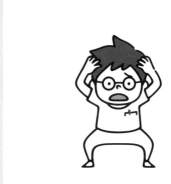

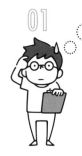

「どのくらいで治る？」と聞かれたら？

・50 歳男性
・工事現場で作業中，機械の誤作動で右手を打撲
・右手背に約 5cm の裂創あり

⚠ 手術で裂創を縫合しました。

唐廻（からまわり）	局所麻酔で 10 針縫いましたよ。
患者	ありがとうございます。職場にはできる限り早く復帰するよう言われています。治るまでにどのくらいかかるでしょうか？
唐廻	そうですね，順調であれば 1 週間から 10 日で抜糸できます。治療期間はその程度とお考えください。
患者	わかりました。ありがとうございます。

——7 日後——

唐廻	どうやら傷口が感染を起こしているようです。少し傷を開いて膿を出す処置をしなくてはなりません。
患者	そうですか。長くても 10 日で治ると聞いていましたが，3 日後には復帰してもいいんですよね？
唐廻	傷が膿んでいる状態なので，まだ難しいと思います。
患者	そんな……もっと長引くということでしょうか？　職場には 10 日で復帰すると伝えてしまったんです。困りますよ！

— POINT —

患者さんから治癒までの期間を尋ねられた唐廻先生は，抜糸までの期間として「1週間から10日」と伝えました。しかし，残念ながら創部感染が起こり，治療は長引きそうです。「長くても10日」と思い込んでいた患者さんは，**予定どおりに職場復帰できなくなり，憤慨してしまいました。**何が悪かったのでしょうか？

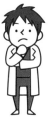

"どのくらいで治るか"は明確にわかるものだと誤解されやすい

　外傷では特に，患者さんから治癒までの期間を問われることが多いでしょう。職場から正確な治療期間を伝えるよう求められているケースも多く，医師が診断書に治癒までの期間を書かねばならないこともよくあります。

　こうした際に患者さんに伝える"治療期間"はあくまでも目安にすぎませんが，多くの患者さんはこのことを知りません。ニュースなどではよく「全治○カ月の怪我」といった報道もされるため，医師は患者さんに"治癒までの期間"を比較的明確に伝えられるものだ，と信じている方は多いのです。

　実際には，創傷治癒にかかる時間には個人差がありますし，何より，創部感染などの合併症が起こり，予想外に治療が長引くリスクは誰にでもあります。

長引く可能性についても事前に説明を

　治癒するまでの期間を問われた場合，患者さんには，

> ・治療期間を正確に予測することはできず，ケースバイケースであること
> ・順調なら治療期間は○○くらいだが，途中で何かのトラブルが起これば
> 　もっと長引く可能性はある

ということを，きちんと伝えておく必要があります。

　特に，職場から復帰できるまでの期間を知りたいと言われているケースでは，医師が予想した期間を超えて治療が長引くと，職場に混乱が生じるおそれがあ

01 「どのくらいで治る？」と聞かれたら？

ります。患者さん自身も，一緒に働く職場の同僚も，医師が伝えたタイミングで職場復帰するつもりで準備しているためです。

　そこで，**患者さん本人から「治療期間を予測することは難しい」という旨が職場にもきちんと伝わるよう，医師も配慮することが望ましいのです。**

"治癒"の意味についても共有しておく

　ちなみに，患者さんが"治癒＝まったく元のとおりに戻ること"と捉えているケースは多くあります。しかし，実際には"社会復帰はできるものの，多少の後遺症は生じる"というケースはありえます。たとえ小さな傷であっても，感染を起こして目立つ瘢痕が残るケースもあります。

　完全に元どおりに戻ることが難しいこともあるという点を，患者さんにはあらかじめ理解してもらう必要があるでしょう。

これでワンランクアップ ！

唐廻	局所麻酔で10針縫いましたよ。
患者	ありがとうございます。職場にはできる限り早く復帰するよう言われています。治るのにどのくらいかかるでしょうか？
唐廻	そうですね，もし順調であれば1週間から10日で抜糸できます。ただし，途中で傷が膿んだり，治りが悪かったりする患者さんもいるので，これはあくまで目安です。いつ職場に復帰できるかは，いまの時点でははっきりお伝えることはできません。傷の治り方次第で変わると思っておいてください。くれぐれも，職場の方にもそのように伝えておいてくださいね。
患者	わかりました。ありがとうございます。

> まずは簡単に見通しを伝える。

> 順調にはいかない可能性も最初に共有しておく。

> 周囲の理解を得ることも大事。

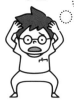

わからないことがあったら？

・40代男性
・夕食後から両下肢にかゆみを伴う膨疹が出現し，救急外来を受診

⚠ 診察により，アレルギーが疑われました。

唐廻 （からまわり）	これはアレルギーの症状かもしれませんね。何かのアレルギーはお持ちですか？
患者	いえ，特にないんですよ。夕食に何か原因があるんでしょうか。
唐廻	原因がはっきりしないこともよくありますからね。では，抗ヒスタミン薬のアレグラという薬を出しますので，これで様子を見てみましょう。
患者	ありがとうございます。……あ，そういえば，今朝風邪をひいて近くのクリニックに行ったらフェキソフェナジンという薬を処方されたんですけど，一緒に飲んでも大丈夫ですよね？
唐廻	えーっと……大丈夫ですよ！（フェキソフェナジンってなんだっけな？　とりあえず知っているふりして後で調べよう）
患者	そうなんですね，安心しました。
	──患者が診察室を出て行った後で──
唐廻	（フェキソフェナジンってアレグラと同じ薬じゃないか！説明しないと……！）
唐廻	○○さん，すみません，フェキソフェナジンはアレグラと同じ薬でした。一緒に飲むと用量が多くなりすぎてしまいます。

| 患者 | え !?　さっき先生「大丈夫」って言いましたよね？　どういうことですか !? |

— POINT

　患者さんの口から聞いたことのない薬の名前が登場し，思わず面食らってしまった唐廻先生。患者さんからの信頼を失いたくない，という思いから，**思わず知ったかぶりをしてしまいました。**しかし，後から調べてミスを犯していたことに気づき，慌てて診察室を出て患者さんに説明しに行きます。その説明に，怪訝そうにする患者さん。**かえって信頼を損ねてしまいました。**では，どうすればよかったのでしょうか？

わからないことがあるのは当たり前

　近年，医療は多様化しています。薬の種類は増え，同じ疾患であっても，その治療法は多岐にわたります。経験豊富なベテラン医師でも，自分の専門分野以外の知識まですべて暗記できている人はいないでしょう。たとえ専門分野であっても，患者さんに正確な情報を提供するために，自分の記憶に頼らず成書やガイドラインなどを参照したほうがよいケースもあります。

　専門家に求められるのは，すべての知識を頭に入れておくことではありません。求められるのは，

- ・必要な知識がどこに書いてあるかを知っていること
- ・必要な知識を適切なタイミングでスムーズに取り出せるよう準備していること

です。**患者さんからの質問に対し，知識不足で答えられないことは必ずしも恥ずべきことではありません。**

　しかし，確かに患者さんのなかには「有能な医師ならなんでも知っていて当

然だ」と思っている人もいるでしょう。唐廻先生も，薬の名前を知らないことを患者さんに悟られたくないという思いで，知ったかぶりをしてしまいました。

では，わからないことがあるときは，どうすればいいでしょうか？

その場で調べても信用は落ちない

わからないときは，素直にわからないことを認める。これが大前提です。唐廻先生のように，知ったかぶりをしたせいで後から間違いがみつかったとなると，余計に状況は悪化するからです。しかし，単に知識不足を告白するだけでは，患者さんから「頼りにならない」と思われる危険性もあります。そこで，「すべての知識を暗記しているわけではないが，すぐに答えを提供できるので患者さんに不利益はない」ということを知らせる必要があります。

まず今回のようなケースでは，「私も聞いたことがないので少し調べますね」と言って手元の成書を参照し，あるいは患者さんにその成書を見せ，「ここに○○と書いてありますね。ということは△△です」と伝えるのがよいでしょう。

スマートフォンやタブレットなどで検索したいなら，「少し調べてみますね」と言って患者さんに画面を見せ，「ここに，こう書いてありますね」と一緒に確認するのも一つの手です。ただし，高齢者のなかにはスマホでの情報検索に対して良いイメージをもっていない人もいます。その場合は成書など紙の本をきちんと使用している姿を見せるほうが無難でしょう。

誠実に対応することが一番大切

とはいえ，患者さんに知識不足を知られてしまうことは抵抗がある，と感じる人もいると思います。そんなときは，「最近は新しい薬があまりにも増えているので，私たちみんな結構苦労してるんですよ」と顔をしかめ，あえて患者さんに本音を吐露してもいいでしょう。

それが事実なのですから，知ったかぶりをするよりよほど素直で良い印象を与えられるはずです。薬以外でも，聞いたことのない治療法などの医療情報があれば，このようにその場で誠実に対応すればいいでしょう。

参照する可能性のある成書やガイドラインなどを外来診察室に持ち込んでお

き，スムーズに情報提供できるよう準備しておくことも大切です。

これでワンランクアップ

唐廻	では，アレルギーに効くアレグラという薬を出しておきますね。
患者	ありがとうございます。……あ，そういえば，今朝風邪をひいて近くのクリニックに行ったらフェキソフェナジンという薬を処方されたんですけど，一緒に飲んでも大丈夫ですよね？
唐廻	フェキソフェナジン……ですか。それはどんな薬でしたかね。最近ジェネリックを飲まれる患者さんも多くて薬の名前が覚えきれなくて……。すみません，調べるので少しお待ちくださいね。 （「薬の事典」を見せて）これを見ると，フェキソフェナジンはアレグラと同じ薬ですね。重複して飲むわけにはいかないので，別の方法を考えましょう。
患者	そうなんですね。相談してよかったです。

知らないことは素直に認めてしまおう。

わからない，記憶が曖昧などの場合は目の前で調べる。

一緒に確認すると納得してもらいやすい。

02

わからないことがあったら？

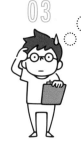

他院で診断がついた患者さん，何に注意する？

・60代男性
・胸痛を主訴に近医を受診し，狭心症の疑いで当院紹介
・紹介状を持参し，救急車で搬送された

⚠ 狭心症疑いの患者さん。さっそく問診を開始します。

唐廻	まだ痛みますか？
患者	まだ少し痛みます。狭心症なんですね。
唐廻	そうですね，狭心症の疑いがあるようです。まずうちでも血液検査と心電図検査をしましょう。すぐに循環器内科の先生を呼んで，心臓の超音波検査もしてもらいますね！
患者	ありがとうございます。
循環器内科医	（ベッドサイドで心エコーを施行しながら）幸い心臓の動きに問題はなさそうだね。ところで先生，他に胸痛を来す疾患は rule out したの？
唐廻	えっ……。いえ，狭心症疑いの紹介でしたので，なるべく早いほうがいいかと思い，先生にご依頼を……。
循環器内科医	先生，前医の診断が必ずしも正確とは限らないよ。初期診療の基本を学習しないと！

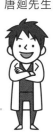

— POINT —

"狭心症疑い"の病名で，精査・加療目的に来院した患者さんに，唐廻先生はスムーズに対応しているようにみえます。ところが，循環器内科医からは，**他の胸痛の原因を rule out せずに，慌てて循環器内科にコンサルトしてしまったことを軽くたしなめられてしまいました。**どこに問題があったのでしょうか？

紹介元のリソースは限られていることが多い

前医ですでに疑い病名をつけられて，紹介状を持って受診する患者さんは多くいます。研修医など，まだ経験の浅い先生にとっては，自分より経験豊富な前医の見立ては正確だろうと思いがちです。しかし，必ずしもそうとは限りません。

紹介（転送）されてきたという事実は，前院でこれ以上の精査や治療が難しいことを意味します。特に，患者さんが最初に受診する可能性の高い自宅近隣のクリニックや小さな病院では，限られたリソースのなかでトリアージを行っています。より正確な診断を求める必要があるからこそ"紹介"という形をとっているわけです。

これは決して前院での診断が"誤りやすい"という意味ではなく，紹介・転送先に選ばれるような大きな医療機関と，その地域における役割分担が異なるという意味です。

紹介状は正しく疑おう。時間の経過で情報が増えることも

紹介先で対応するときは，前院の受診時から一定の時間が経過しています。前院受診時には認識できなかったような**新たな所見が出現していることもある**でしょう。例えば，今回のようなパターンも，時間経過とともに他覚的所見がより正確にとりやすくなっていて，診察するだけで実は気胸だと判断できるケースかもしれません。前院の診断を盲信し，必要のない検査を行ったことで，患者さんにとっても時間と費用の面で不利益が大きくなります。

私が初期研修医の頃，同様のケースで患者さんが紹介搬送される前に，指導医から，「いまから狭心症疑いで転送されてくる患者さんだけど，先生はまず『狭心症じゃない』と思って対応してみなさい」と言われたことがあります。

プライマリケアでは，あらゆる可能性を頭に入れておかなければなりません。他の医師の見立てにかかわらず，まっさらな頭で患者さんに接することを心がける必要があるでしょう。また，患者さんに対しても紹介病名を確定診断として伝える前に，自院でもう一度改めて診察・検査をさせていただく必要がある旨を説明するようにしましょう。

 これでワンランクアップ ！

唐廻	まだ痛みますか？
患者	まだ少し痛みます。狭心症なんですね。
唐廻	もう一度，当院でも診察，検査させていただいてからの判断になりますね。どのあたりが痛みますか？
患者	この左側です。
唐廻	何かをすると痛みが良くなる，悪くなる，ということはありますか？
患者	あまり変わらないですが，息を大きく吸うと痛みが強くなります。
唐廻	痛む部位からどこかに痛みが広がるような感じはありますか？（以下，全身状態が安定していれば，胸痛に関わる問診を初診時と同様にきちんと行います）

紹介状があっても，初期対応のつもりで臨む。

Chapter5

04

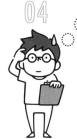

電話で病状を相談されたら？

・60 代女性
・4 年前に肺がん手術後，無再発で定期的に外来通院中

⚠ 定期の外来予約は 3 日後。しかし，腹痛が気になるという相談の電話がかかってきました。

患者	先生，昨日からお腹が痛くて調子が悪いんです。病院に行ったほうがいいでしょうか？
唐廻 <small>からまわり</small>	そうですか，食欲はどうですか？
患者	食事は少なめですが，摂れています。
唐廻	下痢とか吐き気はありますか？
患者	はい。下痢が 2 ～ 3 回ありまして，少し吐き気もありますね。
唐廻	なるほど……それは急性胃腸炎の可能性が高いですね。水分をしっかり摂ってゆっくり休んでくださいね。
	——2 日後——
指導医	唐廻先生，君がおととい電話対応した患者さん，下部消化管穿孔でさっき搬送されたよ。バイタルも崩れてる。なぜすぐに受診してもらわなかった？
唐廻	そんな……。症状は典型的な胃腸炎だったのに……。

　唐廻先生は，電話でそれなりに元気そうな患者さんの声を聞き，簡単な問診によって胃腸炎の可能性が高いと判断，それを本人に伝えました。**ところが，2日後にその判断が誤りであったことがわかります。**診断は下部消化管穿孔。汎発性腹膜炎で非常に危険な状態です。

　唐廻先生はどう対応すべきだったのでしょうか？

電話ごしのみでの判断はせず，受診をお願いする

　患者さんからの電話相談は日常的にあります。

　重い症状ならわざわざ電話相談する前に来院するでしょうから，多くは軽い症状で病院に行くべきか悩んでいる，できれば行きたくない，という人が多い印象です。つまり，医師から「大丈夫」と言ってもらい，病院に行かずに自信をもって自宅で様子をみたいわけです。

　しかし，医師の立場としては「一切の診察なしに医学的判断を迫られている」と考えなくてはなりません。患者さんからの口頭の自覚的な情報のみでなんらかの診断を下すことは，かなり困難です。

　患者さんにはそのことをしっかり伝えたうえで，よほど明らかな軽症でない限り，「心配であれば早めに受診してください」とだけ伝えるのが理想的です。

最悪の場合，訴えられるおそれも

　唐廻先生のように電話口で診断名を告げ，その後の行動指針まで伝えてしまうと，誤った判断だったことが後で判明した際，訴訟問題に発展するおそれがあります。

　患者さんからすれば，

「そのためにわざわざ電話したのに」
「医師が大丈夫だと言ってくれたのに」

という思いがあるからです。

　以前，私の知人で「電話相談を無償で受けることは一切しない」と割り切っている医師がいましたが，自分の身を守るうえでも，患者さんを守るうえでも，電話のみでの安易な対応は避けるべきだと考えるほうがよいでしょう。

　ちなみに，患者さんに限らず，知人や親戚などから医療相談を受けた場合も同じです。原則は，直接会って診察しない限り，正確な答えは返せないことを理解してもらいましょう。

これでワンランクアップ

患者 先生，昨日からお腹が痛くて調子が悪いんです。病院に行ったほうがいいでしょうか？

唐廻 他に症状はありますか？

患者 下痢が2〜3回ありまして，少し吐き気もありますね。

唐廻 なるほど……。胃腸炎かもしれませんが，電話だけでは判断が難しいですね。申し訳ないですが，一度病院に来て診察を受けていただくことをおすすめします。

┄┄ 安易な診断は避ける。

┄┄ 原則，受診してもらうよう勧める。

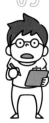

余命を問われたら

・60 歳男性
・腹痛を主訴に精査された結果，胃がん，肝転移，
　腹膜播種が判明
・化学療法を行う予定になった

⚠ 説明の後，患者さんから質問をされました。

患者	先生，私の余命はどのくらいなのでしょうか？
唐廻	そうですね。およそ 10 カ月くらいでしょうか。
患者	えぇっ！　1 年も生きられないのですか……。
唐廻	残念ですが，ステージ 4 の胃がんですと，手術で取ることもできませんので，なかなか予後は厳しいですね。
患者	そうですか……。

——数日後——

患者家族	先生から余命 10 カ月だと言われて本人がふさぎ込んでいます。長く生きられないなら化学療法を受けても無駄だから，治療はやめたいと言っています。
唐廻	そんな……。10 カ月といっても人によって違いますから……。
患者家族	先生の説明が悪かったんじゃないですか？　本人はもう意欲をなくしています。

— POINT

　切除不能の胃がん患者さんに，唐廻先生は唐突に余命を聞かれ，思わず具体的な数字だけを返答してしまいました。**患者さんはその短さに驚き，治療意欲を喪失。化学療法を始めるのが難しくなっています。**本来であれば，化学療法を行うことで少しでも生存期間を延長できたはず。唐廻先生の責任は重大ですね。

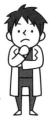

“余命”に関する質問にはかなり慎重に答える必要がある

　特に悪性腫瘍の患者さんからは，余命を聞かれることが多いと思います。テレビドラマや小説などで「余命〇カ月」という言葉をよく聞くため，医師は“余命”をある程度正確に言い当てられると考える患者さんは多いのです。

　しかし，余命を尋ねられたときは，かなり慎重に返答する必要があります。説明不足だと，今回のような事態になりかねません。

「生存期間中央値」「5年生存率」は，
個々の症例に当てはめることはできない

　まず，余命としてなんらかの数字を伝えるなら，該当するのは「生存期間中央値」か「5年生存率（疾患によっては「3年」や「10年」も）」になるのが一般的でしょう。生存期間中央値は，同じ進行度の患者さんの生存期間を並べたとき，ちょうど中央にくる値のことです。一方，5年生存率は，同じ進行度の患者さんを追跡したとき，5年後に何％の人が生存しているかを示す値ですね。

　いずれも，過去の臨床試験などのデータを参照すれば得られる数字ですが，**個々の患者さんが生きられる期間や生きている確率を推測したものではありません。**ステージ4の胃がんの生存期間中央値が10カ月だったとしても，「目の前の胃がん患者さんの生きられる期間が10カ月だ」という意味ではありません。あくまで中央値ですから，それより長く生きた人もいれば，短くしか生きられなかった人もいるでしょう。

同じステージ４であっても，１カ所だけの肝転移を有する胃がんもあれば，多数の肝転移に加え腹膜播種で腹水が貯留している状態の胃がんもあります。それぞれで予後が同じはずがありません。治療がどの程度効果を示すかによっても予後は変わってくるでしょうし，個々の患者さんがどんな併存疾患をもっているかによっても，治療成績は変わってきます。

　患者さんに余命を聞かれたときは，以上のことをすべて説明し，**「余命を推測することがいかに難しいか」をきちんと理解していただく必要があります。**

質問の意図までよく考える

　また，余命を尋ねられたときは，**患者さんが「なぜ余命を知りたいと思ったのか」まで踏み込んで考える必要があります。**例えば「余命がとても短いなら，効果の高さより副作用が少ない治療を選びたい」といった気持ちがあるのであれば，患者さんはできる限り QOL を落としたくないと考えているのかもしれません。

　では QOL を落としたくない理由はなんでしょうか？

> 「子供の結婚式に元気な姿で参列したい」
> 「妻と海外旅行に行きたい」
> 「会社経営をしていて，まだ現場を離れられない」

　そんな背景があるなら，それを治療方針に反映させなくてはなりません。「どんな治療を受けたいと思っているのか」「どんな人生を送りたいと考えているのか」といった思いが，"余命への疑問"の背後に隠れている可能性があるのです。そのためには，ご本人だけでなく，ご家族の考えも知っておかねばなりません。

　このように，安易に予後を数字だけで伝えても，まったくもって説明不足だということがおわかりいただけるかと思います。

これでワンランクアップ

患者	先生，私の余命はどのくらいなのでしょうか？

唐廻	テレビなどで余命という言葉をよく聞きますが，実は医師が余命を言い当てることはできないんです。私自身，これまで患者さんに「余命何カ月です」というような告知をしたことはありませんよ。いまからその理由を説明したいと思いますが，その前に，○○さんがなぜ余命について知りたいのか，教えていただけませんか？

「余命」に関する誤解は丁寧に解こう。

余命を知りたい理由までしっかり聞く。

05

余命を問われたら

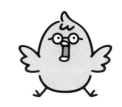

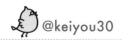
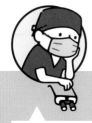

01 「今日はどうされましたか?」 の使い道はない?

　問診を始めるとき, まず最初にどんな言葉を発していますか?

　研修医の先生であれば「今日はどうされましたか?」から始めるもの, と思っている方が多いかもしれません。教科書的には, このようなオープンクエスチョンが理想的だとされていますし, 私自身も最初はそうしていました。

　ところが, この質問は実際の一般外来においては使いにくいケースがほとんどです。患者さんはすでに受付で事務員や看護師から同様の質問を何度も受け, 受診の動機をさんざん話した後であり, かつ問診票にも書いているからです。

✍ 突き放したセリフに聞こえてしまうことも

　患者さんは「問診票を見ればわかる」と思っているでしょうし, 医師と会う前に詳細に話したのだからスタッフを通じて概要くらいは当然申し送られているはずだ, と考える方も多いはずです。

　患者さんは, たいてい問診票を書いた後ずいぶん長い間待合室で待たされています。なかには「またイチから話すのか」と顔をしかめる方もいるでしょう。「今日はどうしましたか?」というセリフは, それまでの自分の説明がまったくの無駄であったかのように, 突き放した質問に聞こえる可能性があります。

　もちろん, 医師は患者さんが待合室で待っている間に他の患者さんを忙しく診療していて, 次の患者さんの"問診の準備"をしているわけではありません。必ずしも情報をすべて把握したうえで患者さんを部屋に呼び入れているわけではないでしょう。

実際，問診票にぎっしり文字を書き込んでいる患者さんがいれば，そこから訴えを読み取ろうとするより，先に患者さんを迎え入れて本人の口から聞いたほうがスムーズなこともあります。

「記載してある訴え」から会話を始めてみよう

　そこで「今日はどうされましたか？」という完全なオープンクエスチョンではなく，問診票から患者さんの訴えを読み取っていることを示すうえで，「熱が出てるんですね，3日前からですね？　つらいですよね」といった自然な会話から入るのがおすすめです。

　右肩を打撲した患者さんであれば，「えーっと，右肩ですよね？　どのあたりでしょうか？」といった形で入るのもよいでしょう。

> 「今日病院に来た理由はすでに私に伝わっています」
> 「問題を一緒に解決するスタートラインに私はもう立った状態で，あなたを診察室に迎え入れました」

という姿勢をとることが大切なのです。

　特に初診の患者さんの場合は診察室で初対面ですから，医師との信頼関係はまだできていません。診察室に入って最初に医師と交わす会話は，その点で非常に重要です。教科書的には正しくても，一辺倒のオープンクエスチョンばかりを使うのではなく，状況に応じてアレンジし，自然な会話を心がけてみましょう。

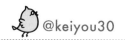
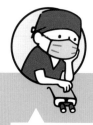

02 その声，患者さんに 聞こえてますよ

思わずしてしまった "失礼な発言"

　意識障害や重度の認知症などでコミュニケーションが取れない患者さんを診療する機会が必ずあります。その際，正常にコミュニケーションが取れるアウェイクの患者さんを診療するときと，無意識に会話の方法を変えてしまうことが多いのではないでしょうか？

　私が研修医の頃，救急外来に薬物中毒で意識障害のある患者さんが搬送されたことがありました。その際，「この人よく薬の飲みすぎで搬送されるけれど，今回もオーバードーズだろうね」と言ってしまい，指導医に叱られたことがあります。
　昏睡状態の患者さんにはこちらの声は聞こえていないだろうという思いから，失礼な発言をしてしまったのです。

見た目での判断は失敗のもと

　意識障害があるからといって，声が聞こえていないとは限りません。意識障害の程度によっては，言葉を発することができなくても声は聞こえていて理解できるケースはあります。一見昏睡状態のようであっても，診察するとそうではないことがわかるケースもあります。
　一目見て「コミュニケーションがまったく取れないほど重度の意識障害だ」と決めつけてはいけません。

鎮静中もアウェイクと同じように

　ICU で管理中の患者さんを診療するときも，同様の注意が必要です。

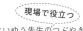

ICU では多くの患者さんが挿管され，鎮静されています。しかし，患者さんを診察するときは，

> 「お腹を触りますね」
> 「聴診しますね」

などのように，アウェイクの患者さんと同様の声かけをすべきです。また，胸部や腹部を露出する際は，鎮静下の患者さんであってもカーテンを閉め，周囲からの視線に気を配る必要があります。

目の前の患者さんに意識がなかったとしても，その周囲にいる別の患者さんはスタッフらの話し声を聞いています。「患者さんに対して失礼な話し方をする医療者がいる」と思われることは避けなければなりません。

診療中は，どんなシチュエーションであっても「患者さんが聞いている」ということは意識したいものです。

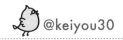

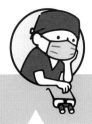

03 「お元気そうですね」に 患者さんの顔が曇るワケ

　病院に定期通院されている患者さんや，入院中の患者さんに「お元気そうですね」という言葉を使い，不快な思いをさせてしまう人がいます。患者さんが実際に元気で，ご本人が「調子が良い」と思っている状況であれば，「お元気そうですね」という言葉でスムーズに会話を始めることはできるでしょう。

　しかし，見た目は元気そうでも，実際にはそうではないケースは多々あります。

注意すべきシチュエーション

　特に，痛みやつらさをあまり表に出さない患者さんに対して「お元気そうですね」と言ってしまうと，「実際には苦痛を感じているのに，わかってもらえていない」と感じさせてしまうおそれがあります。

　患者さんの性格にかかわらず，そもそも外観に現れにくい病状は多くあります。一見すると元気なようでも，実はそうではなく，本人は自分の健康状態に問題を感じている，といったケースがあることに注意が必要です。

　また，「お元気そうですね」という言葉は，相手の健康状態をこちらの主観で判断し，「ね」という語尾で，その感想を相手に押しつけるようなニュアンスのあるセリフです。あるいは，「元気であってほしい」というような，医療者の利己的な期待感が表出したセリフだともいえます。

　医療者が患者さんに対して発するのであれば，やはり，

「調子はいかがですか？」

というオープンクエスチョンであるべきでしょう。

✎「少し具合が悪そうですね」はOK

　明らかに調子が悪そうに見えたときに，「少し具合が悪そうですね。どうなさいましたか？」と聞くことは問題ないだろうと考えます。「自分の不調をきちんと見抜いてくれた」とポジティブな捉え方をしてもらえるからです。

　お互い何度も会ったことのある関係であっても，医療者と患者さんとの間柄では，会話を始めるときの最初の一言は大切です。不用意な一言で，のっけから嫌な気分にさせてしまわないよう注意しましょう。

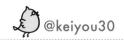
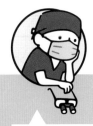

04 「最初から他の病院に行けば よかった」と思わせない

✎ 突き放したように聞こえているかも？

　患者さんから希望された検査や治療に関して，医療者が，

> 「うちの病院ではそれはやっていないのでできません」

とだけ答えてしまうケースを時に目にします。もちろん，病院ごとに地域における役割分担がありますから，すべての病院が同じ水準で検査や治療を行えるわけではありません。

　しかし，患者さんは，自分が治療を受けると決めた病院とは，ある意味で"運命共同体"のような気持ちをもっています。「うちではできないのでしない」という答えだけでは，患者さんに「この病院よりもっと良い治療が受けられる病院を選べばよかった」と後悔の念を抱かせてしまうことになります。また，ここで「じゃあ，それができる病院に行きますので紹介状を書いてください」とすんなり医師に言える患者さんも多くはないでしょう。したがって，医師の答え方には十分な注意が必要です。

✎ 伝えるべきは判断の理由

　「希望された検査や治療はできないが，そもそも必要なものではなく医学的なアウトカムにも悪影響はない」というケースであれば，その旨をきちんと説明する必要があります。

> 「当院ではその検査（治療）は行っていませんが，現時点の○○さんの病状であれば，それは必要ありません。もし病状が変化して，その検査（治療）が必要になることがあれば，適切な病院に紹介することは可能です」

というように，理由やその後の対応まで含めて説明するのがよいでしょう。

　逆に，「希望された検査や治療を行ったほうが医学的に適切である」と考えられるケースでは，その理由を述べるとともに，紹介を検討すべきでしょう。

　なんとなく病院に不信感をもたれたまま治療を続けていると，治療がうまくいっている間はいいですが，何か問題が起きたとき一気に人間関係が崩れ，患者さんの不満が表出することになります。若手の先生であれば，患者さんからの希望に対する返事はいったん保留にしておき，指導医と十分に相談したうえで改めて説明の機会を設けるのがおすすめです。

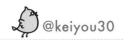

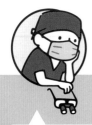

05 "しなくてもいいこと"を言う

　患者さんに対して指示を出す際に,「〇〇してください」だけでなく,「〇〇しなくてもいいですよ」という指示が必要なケースがあります。

🖋 軽度外傷の消毒, 抗菌薬

　例えば, 縫合処置のいらないような切り傷や擦り傷など, 軽度の外傷で来院した患者さんには,

> 「以前はこういった傷にはイソジン®（ヨード液）のような消毒液で消毒していたんですが, いまは消毒が傷の治りを悪くすることがわかっているのでやらないんですよ」

といった説明をしておくのが望ましいと考えています。

　というのも,「傷は消毒しなければならないものだ」と考えている患者さんは多いので, 消毒をせず水道水による洗浄だけで対処し, のちに創部感染を起こしたりすると,「消毒してもらえなかったからではないか」と医師に対して不信感を抱くおそれがあるからです。

　ほかにも,

> 「こうした小さな傷であれば抗生物質（抗菌薬）は不要です。傷が膿んだりしたときには抗生物質を処方しますが, いまの時点では必要ないんですよ」

といった説明が必要なのも, 同じ理由です。患者さんによっては, 過去

の経験から「怪我には抗生物質が必要だ」と思い込んでいる方が多いからです。消毒と同様に，創部感染などの合併症を起こした際に問題になるため，あらかじめ説明すべきです。

風邪に対する抗菌薬

　抗菌薬でいえば，風邪も同じです。もし風邪の患者さんから「抗生物質をもらえませんか？」と言われたら，前述のとおり「風邪はほとんどがウイルス感染なので，抗生物質は効かないんですよ。吐き気や下痢，アレルギーなどの副作用のデメリットのほうが大きいので，いまの時点では使用しないほうがいいでしょう」といった説明を返すことができますが，なかにはこうした質問をわざわざせず，心の中で，

「抗生物質がもらえると思っていたのにもらえなかった」

という不満を抱える患者さんもいるかもしれません。すると，のちに悪化して肺炎などを起こしてから，「あのとき，抗生物質を処方してもらえなかったからこんなことになったのだ」と誤解されるリスクがあるのです。

　医師が説明する必要がないと思ったことでも，一般的に知られておらず，かつ患者さんが誤解しがちなポイントは，先回りして伝えておくことが大切です。“すべきこと”に比べると“しなくてもいいこと”は，きちんと意識していないと抜け落ちてしまいがちです。十分に注意しましょう。

05

"しなくてもいいこと"を言う

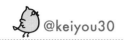

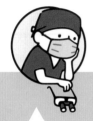

06 スクリーニング目的の検査結果，伝える？　伝えない？

　入院前は，患者さんにさまざまなスクリーニング検査を受けていただくことが一般的です。例えば一般的な血液検査に加えて，血液感染リスクのある感染症検査（HBV や HCV など），呼吸機能検査，胸部単純 X 線検査などを行うことが多いでしょう。心疾患の既往がある，あるいはそのリスクの高い患者さんの場合は，術前に心エコーを追加することもあると思います。

　こうしたスクリーニングは，なんらかの病気の診断のために行うのではなく，基本的には"正常であること"を確認するのが目的です（もちろん何か異常が出れば入院後に介入できますし，リスクの把握ができます）。そのせいか，医師が患者さんに対し，検査の結果をすべて説明していないケースがよくあります。正常を予想して検査をした結果，予想どおり「正常であること」を確認しているので，医師は自分のなかで納得してしまい，患者さんにあえてそれを伝えることを忘れてしまうのです。

✒ 「結果がわからないまま」にしない

　一方，患者さんはたいてい，受けた検査の結果はすべて知りたいと考えています。検査には，それなりの時間・費用と，体への負担がかかっています。その結果がどうであったかを医師から伝えてもらえないと，患者さんにとっては「せっかく受けたのに結果がわからないまま」になってしまうのです。

　医師は「スクリーニング」という概念に馴染みがありますが，患者さんにとってその性質を理解するのは難しく，他の検査とそれほど大きな

区別をしていない可能性があります。患者さんに行った検査の結果は，それがどんな目的であろうときちんと説明することを忘れないようにしましょう。加えて，入院前にスクリーニング検査を受けてもらうときは，可能な限り患者さんにその意義を説明するとよいと思います。

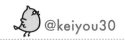

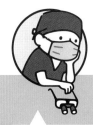

07 伝わりそうで伝わらない
病院の言葉

　私たちは毎日のように無意識に専門用語を使っているせいで，患者さんにも思わずわかりにくい言葉を使ってしまうことがあります。他の医療者が病状説明しているのを横で聞いていて，「その言葉では伝わらないのでは……？」と思うことも非常によくあります。

　言葉の意味がわからなかったときに，医療者に対して臆せず聞き返すことができる人は決して多くありません。「よくわからないけれどわかったふりをしておこう」と思って黙ってしまい，後になって何か問題が起きた際に，医療者との信頼関係が崩れるおそれもあります。

　ここでは，私がよく気になる七つの言葉をあげてみます。

ぞうあく
増悪

　「増悪」は私たち医療者が非常によく使う言葉ですが，一般的にはほとんど使われない言葉です。血液検査やCT検査の結果を見せて患者さんに説明しながら，「徐々に増悪しているようです」と言っている医師を見かけることがありますが，なかなか患者さんは理解しづらいでしょう。字面を見ると意味はわかりますが，口頭で「ぞうあく」と言うと意味は伝わりにくいはずです。「悪化している」「悪くなっている」と言うほうがよいと思います。

　余談ですが，医療者のなかにこれを「ぞうお」と間違って覚えている人がいます。「憎悪」は「憎しみ」，「増悪」は「増える」と，漢字が違うのでご注意ください。

134

認める・得る

医療者の間では，「ここに腫瘍が認められます」「改善が得られています」のような説明をよくしますが，一般的な会話ではまず使いません。

電話で患者さんのご家族に，「お母さんのレントゲン写真の結果なんですが，肺炎の改善が認められます」と説明している人を見たことがありますが，「かいぜんがみとめられる」と聞いて，すぐに意味がわかる人はいないでしょう。

指摘できない

画像レポートなどでよく見る「異常は指摘できません」は，非医療者から見ればかなり不思議な表現です。一見すると「異常があるのかないのかよくわからない」という印象をもたれます。

医療者にとっては，異常が本当に「ない」と証明することはできないこと，あくまで，行った診察や検査で「異常が見当たらなかった」だけであることを含意する意図で，「指摘できない」は便利に使える言葉です。しかし，このあたりの微妙な感覚を患者さんと共有するのは難しく，「指摘できない」では意図がうまく伝わりません。そのため，

> 「いまの時点では検査で異常は見当たりませんが，検査ではわからないような異常が起きている可能性もあるため，症状が現れたらすぐにもう一度検査をしましょう」

と，丁寧に説明をするほうがよいでしょう。

07

伝わりそうで伝わらない病院の言葉

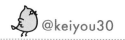
頻回 （ひんかい）

　「頻回」も私たち医療者がよく使う言葉です。最新の広辞苑には載っているのを確認しましたが、一般的にはあまり使われない言葉でしょう。「頻繁」はよく使われる言葉ではありますが、「頻回」は「頻繁」ともニュアンスが少し違います。患者さんに説明するときは、状況に応じて「繰り返し」「何度も」のような言い換えが必要でしょう。

所見 （しょけん）

　「画像所見は良くなっているんですが……」「血液検査では貧血の所見があります」といった表現を私たちはよくしますが、患者さんが相手だと、やや口頭では伝わりにくいという実感があります。「所見」は、「あなたの所見を聞かせてください」というように、辞書的には「見た目での判断」「意見」「考え」といった意味の言葉だからです。「画像所見」「検査所見」のような、医療現場で使う「所見」は、これとは少しニュアンスが異なります。

　検査の「所見」という場合は、「検査結果」や「検査からわかること」とし、病状に関して「〜の所見」というときは、「サイン」「兆候」「きざし」のような表現に言い換えるほうが無難です。

傾眠 （けいみん）

　「今朝から傾眠傾向です」と看護師が患者さんのご家族に説明している姿をときどき見ます。便利な言葉なので、医療現場で私たちはよく使いますが、やはり一般的には理解されにくい言葉です。「意識がぼんや

りしている」「すぐに眠ってしまう」のような言い換えが必要ではない
かと思います。

🍃 発赤（ほっせき）

　「発赤」も，患者さんにとってはなかなか難しい専門用語です。文字
で見ると意味はわかりますが，「ほっせき」と言葉で発するとまったく
理解されないことがあるため，注意が必要です。

　一方，「発疹（ほっしん）」は「突発性発疹」など一般的に知られた病
名に付いているため，音だけでも理解できることが多いようです。

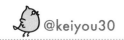
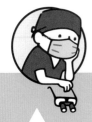

08 院内でくつろぐときは 要注意

✒ ある日の患者さんからの投書

　病院では，患者さんから投書を受け付けているのが一般的です。以前私は，患者さんからこんな投書があったという話を聞きました。

> 患者が大勢通行する廊下のソファで白衣を着た医師らが座って休憩し，雑談をしていた。

　ソファの位置にもよると思いますが，外来の待合スペースのような混雑したところでなければ，ソファは必ずしも「患者専用」ではないでしょう。医療者らが座って休憩していても何も悪くない，と考える人も多いと思います。実際，この投書を見て「消防隊員がコンビニでお茶を買って飲んでいた」と消防署に過剰なクレームを入れる人の存在を思い浮かべた人もいるかもしれません。

　しかし，病院であれば事情は少し異なる，とも思います。
　院内には，ほぼ必ず職員専用の休憩スペースがあります。医師であれば医師専用の医局があり，自分のデスクがあるでしょう。看護師なら詰所に休憩室があるでしょう。あえて患者さんの見えるところで休憩を取る必要はありません。病気を抱え，時につらい症状をもった患者さんが，病院で仕事を "サボっている" ように見える医療者の姿を見れば，多少は複雑な気持ちになるのも致し方ないでしょう。

　もちろん，医療者も聖人君子ではありません。「一日中患者さんのこ

とを考え，ひとときも気を抜かず粉骨砕身働くべき」などと言われては困ります。むしろ，適度に同僚と雑談をしたり，ゆったり休憩を取ったり，といった余力がなければ，かえって患者さんに良い医療を提供できません。こうした現実を患者さんに理解してもらい，過剰なサービスへの要求をなくそう，と考えるのも大切なことではあります。

見えない所でも休憩は十分取れる

したがって，私の考えは，あえて"怠惰だと思われるかもしれない姿"をさらけ出すのは得策ではないというものです。当面，患者さんからの信頼関係を維持するためには，患者さんの前で完全に脱力した姿を見せないよう注意するほうが"無難"であり，メリットは大きい，と考えるべきでしょう。

私たちにとって，こうしたことに注意を払うデメリットはそれほど大きくない（見えないところで休憩することは簡単にできる），という点を考えれば，休憩場所が容易には確保しづらい消防隊員の例とは異なる，と考えるべきです。

過剰なサービスを求める事例は，確かに一労働者に過ぎない医療者を苦しめる問題です。しかし，こうした問題を改善するための一般への啓発と，院内での小さな行動は分けて考えるべきです。

139

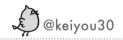

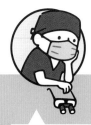

09 合併症が起こったときの理想的な対応とは?

　手術や処置の合併症を可能な限り減らそうと努力することが大切なのは当然ですが，合併症が起こってしまった後の対応も非常に重要です。やむをえない合併症であったとしても，説明を誤れば，患者さんやご家族から医療過誤だと誤解されるリスクもあります。合併症が原因で患者さんとトラブルになるケースは少なからずありますが，その原因の多くは，合併症が起こった後の医師の対応の"まずさ"にあります。

　では，どのような対応が理想的といえるのでしょうか？　個々の合併症への対応はさまざまですが，一般論として以下の三つに注意する必要があると考えます。

病態の変化があるたび頻繁に説明する

　合併症が起きたときは，患者さんもご家族も不安を募らせています。患者さんは，予定どおりの経過なら退院していてもいいようなタイミングで，まだ病院に縛りつけられ，先が見えない状況に置かれているのです。医師としては，とにかく説明の頻度を上げることが大切でしょう。病態の変化があるたび，毎度細かく説明することを心がける必要があります。

　ご家族に対しては，毎回病院まで足を運んでもらうのは負担が大きいでしょうから，必要に応じて電話でも説明しなければなりません。患者さんに不信感をもたれないよう，全力で治療に取り組んでいるという姿勢を見せることが大切です。

140

@keiyou30

大事な連絡はすべて医師自ら行う

合併症が起こった後の病態の変化に関する重要な連絡を，看護師など
のコメディカルに任せる医師がいますが，言語道断です。こうした大事
な連絡ほど，医師自ら行うべきです。特に患者さんが不安感や不信感を
もっている可能性があるケースでは，どんな些細なことでも，医師自ら
がきちんと説明しなければなりません。

状況が悪いときは，患者さんとの会話が億劫に感じることがあるかも
しれませんが，ここで積極的に会話の機会をもつほうが，医師にとって
もかえって利益は大きいはずです。

見通しを説明する

合併症が起きたときは，患者さんも退院のめどが立たず，長いトンネ
ルに入り込んでしまったかのような不安を抱くものです。そのため，医
師からは，病態に応じて今後の見通しを説明する必要があります。未来
を予測することは難しくても，「Aが起これば B」「C なら D」といった具
合に，状況に応じて複数の選択肢を説明しておくことはできるはずです。

医師本人が見たことも予想したこともないような珍しい合併症が起き
た場合は別ですが，たいていその専門分野の医師であれば，一度は経験
したことのある合併症が起こることが多いはずです。経験上，あるいは
データ上，経過について見通しを説明することは，きっと難しくはない
でしょう。

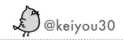
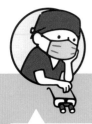

10 出張・異動するとき，患者さんに何を伝える？

　学会発表などで出張の予定が入り，病棟を 2 〜 3 日空ける，ということが誰しもあると思います。担当患者さんの経過を他の医師に申し送っておけばなんら問題ない，という感覚はあるでしょう。

　しかし，主治医制の病院の場合（多くはそうだと思いますが），患者さんにとっては，唯一無二の存在である主治医が突然いなくなるのは不安なものです。医師が「状態は安定している」と思っていても，その感覚を患者さんと共有できているとは限りません。患者さんは自分の病状に不安を感じている真っ最中なのに，相談しようと思ったら，

> 「〇〇先生は出張で不在です」

と言われたらがっかりするでしょう。なかには，「こんなに状況が良くないのに私は放置された」と不信感を募らせる人もいるかもしれません。

出張前に伝える四つのこと

　出張の前には必ず時間を作って訪室し，丁寧に事情を説明する必要があります。説明すべきことは，

- いつからいつまで不在になるか
- 何のために不在にするか
- その間，誰に診療を引き継ぐのか
- 何かあったとき，自分が不在であったとしても患者さんには不利益はない

という点です。きちんと申し送りを行っていれば，主治医ひとりが不在であっても患者さんに不利益はまずありません。患者さんにそのことを説明したうえで，自分がいつ帰ってくるのか，まできちんと伝えておくのが無難でしょう。

患者さんは，些細な悩みであったとしても信頼する主治医に相談したいと考えるものです。「○○先生が帰ってきてから相談しよう」と思う可能性もありますので，自分の不在期間の目安も伝えておきましょう。

異動連絡は通院患者さんにも

ちなみに，異動になった際も同じです。

外来通院している患者さんが，突然主治医が異動したせいでなんの前触れもなく担当が変わってしまった，と嘆いているのを目にすることがあります。こうした事態があると，場合によっては無責任な体制だと捉えられ，科全体への不信感にもつながるおそれがあります。

主治医の異動によって，患者さんは新しい医師と一から信頼関係を築かねばならないという心理的ストレスを背負います。必ず事前に外来で事情を伝え，異動前に外来通院のタイミングがないなら，電話で連絡するくらいの配慮は必要でしょう。

10

出張・異動するとき，患者さんに何を伝える？

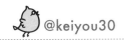
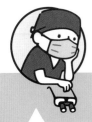

11 サプリメントや健康食品に関する相談への対応

患者さんから，サプリメントや健康食品に関する相談を受けることがよくあると思います。新聞広告や通販サイトなどを見て，「認知症の予防」「血圧が下がる」「関節痛が治る」などの効能を期待し，こうした食品を買いたいと考える人は多いようです。医療者としてどのように対応すればいいでしょうか？　意識すべきことは2点あると考えています。

原則として，効果があるのは承認されたもののみ

一つ目は，信頼性の高い臨床試験で効果が実証された治療は，原則，保険診療で安価に利用できるものだと伝えるべき，ということです。

本当に統計学的に有意な程度に認知症が防げたり，血圧が下がったりするのであれば，とうに病院で薬として安価に処方できるようになっているはずです。逆にいえば，効果の証明が不十分であるからこそ「食品」の域を出ない，と考えるべきでしょう。

むろん，妊婦に必要な葉酸サプリなど，ピンポイントで補給すべき成分を摂取するといった，目的が明確な食品もあります。乳酸菌やビフィズス菌のようなプロバイオティクスが便秘を改善するという知見も，ある程度エビデンスがあります [1]。薬と混同しないよう注意を促すとともに，各専門分野のエビデンスに基づき，補助的な摂取が許容されるかを慎重に判断してください。

治療を妨げない範囲であれば，理解を示すことも大事

二つ目は，上記のようなことを十分理解しているのであれば，そうした食品への嗜好や期待感まで奪う権利は医療者にはないということで

す。

　医療者が「効果が確実でないものはすべて排除せよ」という姿勢を見せると，患者さんは治療への意欲を削がれてしまうかもしれません。「自分の気持ちを理解してもらえなかった」と感じ，信頼関係に傷がつくおそれもあります。医療者は「標準的な治療を妨げない範囲であれば許容する」という寛容な姿勢を見せるべきでしょう。

　医学的根拠の乏しい商品にお金を払いたいと考える患者さんは，時として，標準治療に不信感や疑念をもっていることがあります。そうした思いに耳を傾けることも大切です。特にがんの治療では，こうした代替療法に注意が必要です。ある研究では，がん治療において標準治療に加えて代替療法を選択した人は，標準治療だけを選択した人に比べて有意に治療成績が悪く，手術や化学療法，放射線治療などの標準治療の一部を拒否する人の割合も有意に高いことがわかっています[2]。

　代替療法が標準治療の妨げになっていないかどうか，担当医として必ず気にかけておく必要があるでしょう。

　なお，がん患者さんの場合，こうした代替療法を利用している人の61％は主治医に相談していない，というデータもあります[3]。医師がすべてを把握できるとは限らないことにも，私たちは敏感であるべきでしょう。

引用文献

1）日本消化器病学会関連研究会・編：慢性便秘症診療ガイドライン2017．南江堂，2017
2）Johnson SB, et al：Complementary Medicine, Refusal of Conventional Cancer Therapy, and Survival Among Patients With Curable Cancers. JAMA Oncol, 4：1375-1381, 2018
3）日本緩和医療学会・編：がんの補完代替療法クリニカル・エビデンス2016年版．金原出版，2016

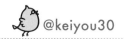
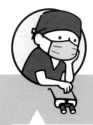

12 他科へのスマートな業務依頼のしかた

意外と多い「他科への業務依頼」

　一つの科だけで完結できる医療行為は，意外に多くありません。

　例えば，外科医が手術するとしても，術前の検査に複数の内科系の科が関わります。大腸がんの手術であれば，術前に消化器内科医が下部内視鏡検査を行い，生検で得た検体を病理医が見て診断をします。呼吸機能検査が悪ければ呼吸器内科医が，心機能が悪ければ循環器内科医が，血糖コントロールが悪ければ糖尿病内科医が術前に介入するでしょう。手術そのものも，麻酔科医がいなくては成り立ちませんし，手術侵襲の大きさによっては，術後に ICU で集中治療医にお世話になることもあるでしょう。術後合併症が起きれば，その時点で他科の協力を仰ぐこともあります。

　そう考えると，私たちは日常診療において「他科への業務依頼」をかなり高頻度で行っていることに気づきます（もちろん科によって状況は異なると思いますが）。したがって，他科医師へスムーズに連絡する技術をきちんと身につけておく必要があります。

　これは「患者対応」ではありませんが，患者さんのアウトカムに影響を与えうる重要なコミュニケーション術ですので，ここで紹介します。

重要なのは方法の使い分け

　他科医師への業務依頼の方法には，大きく分けると四つあります。

①カルテ上で依頼する（直接会話しない）
②電話で依頼する

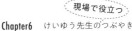

③直接相手のもとに足を運んで依頼する
④誰か他の人（後輩など）に連絡業務を委託する

　これらの方法を上手に使い分けることが大切です。他科の医師との連絡がうまくいかないと，スムーズな協力が得られません。他科との関係が悪くなり，それ以後の診療に支障を来すおそれもあるため，十分な注意が必要です。特に，失敗例としてよくみるのが，大事な連絡なのに面倒臭がってカルテ上で依頼を放り投げるだけで済ませたり（①），自分が直接伝えることを億劫がって後輩に連絡係を押しつけたりした結果（④），意図が相手に正確に伝わらないというケースです。

　原則，他科医師に正確に情報を伝えるのであれば，フットワークは軽いほうが有利です。重要な連絡なら，最低でも電話で直接話す（②），可能なら直接相手のもとに出向いて，face to face で話をする（③）のが理想的です。直接お互いの顔を見ながら話をすれば，誤解を招く心配はありませんし，頼みにくいお願いもスムーズに聞いてくれる可能性が高くなります。

　もちろん，冒頭の術前検査依頼のように，お互いの科同士でルーチン的によくやりとりするような情報であれば，カルテ上の簡易的な連絡のほうが便利です。直接出向いて話をしたり，電話で話をしたりするのは相手の時間を奪う行為ですから，その点で上手な使い分けが大切です。若い先生は，この点で先輩の動きをよく見て学ぶのがいいだろうと思います。

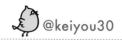
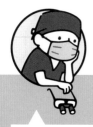

13 カルテには患者さんの "プチ情報" を

覚えたくても覚えられない一人一人の患者像

　外来で大勢の患者さんを定期フォローしていると，一人一人の細かな情報をすべてそらで暗記しておくのは難しくなります。実際，診察室に入ってきた患者さんの顔を見て，カルテを見返して，「そうだった，こんな患者さんだったな」と頭の中で改めて"患者像"を再構成する，という作業を行うのが常ではないでしょうか。当然ながら，年間数百人，場合によっては1,000人を超えるような患者さんを診療していると，一人一人の特徴をすべて暗記しておくわけにはいきません。

　ところが，患者さんにとって主治医は一人です。「主治医に説明したことは覚えていてほしい」という感覚をもっている人は多いでしょう。以前伝えたことを数カ月後に話題にしたら医師がまったく覚えていなかったとなると，残念に思う人は多いのではないかと思います。

　確かに，医学的な重要性が低いと考えられたことは，わざわざカルテ記載をせずとも患者さんに不利益はないでしょうし，覚えていなくても仕方ありません。しかし，患者さんが不安に思って医師に訴えたことは，できれば覚えておきたいものです。

不安からくる訴えを書き残す

　そこで私は，患者さんの訴えは，些細なものでもなるべくカルテに書き残すようにしています。例えば，

> 「最近，体がだるいのに子供が受験前で塾の送り迎えが頻繁にあって大変なんです」

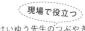

「今度，軽井沢へ旅行に行くんですが，大丈夫でしょうか？」
「夫が肺炎で入院してしまったので，うつらないか心配です」

といった話を患者さんから聞いたとします。

　これらは，治療中の疾患と関わりのある情報ではあるものの，あえて診療記録として残すほどの医学的な重要性はありません。しかし，こうした"プチ情報"をカルテに書いておけば，この数カ月後に患者さんが来院した際，カルテを見直してすぐに思い出し，

「子供さんの受験はいかがでしたか？」
「軽井沢の旅行は楽しめましたか？」
「ご主人の病状は大丈夫ですか？」

といった話題を振ることができます。すると，患者さんはきっと，「あのときの不安だった気持ちを先生は覚えてくれていた」と思ってくれるでしょう。「自分の訴えたことを覚えてくれていた」という思いは，患者さんにとって大きな信頼につながります。

　これは，その情報が医学的に重要かどうかにかかわらず，患者さんとの人間関係を構築するうえで非常に重要な手法だと私は考えています。

13　カルテには患者さんの "プチ情報" を

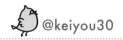
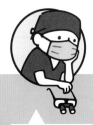

14 カルテの診療記録によく見る間違い

　カルテを見ていると，間違った記載をよく発見します。医師は（あるいは他のコメディカルも含め），カルテの書き方を体系的に学ぶ機会はありません。医学生時代は医学知識の吸収に学習の大部分を費やし，国家試験に合格して現場に出た途端，見よう見まねでカルテを書くことになるのです。ほとんどの医師が，先輩のカルテを見て，それを真似する形で自分のスタイルを築き上げていると思います。

　こうした事情もあって，間違った記載法が先輩から後輩へ，気づかれないまま引き継がれているケースがあります。カルテ記載は，医療者間のコミュニケーションを円滑にするうえで重要な情報源ですから，正確な記載を心がける必要があります。ここでは，カルテでよく見る間違い表現を三つ紹介します。

番号のついていない「#（ナンバー）」

　カルテに「#」の記号を使うことがよくあります。これは「ナンバー」と読み，プロブレムリストを列記したいときに「#1，#2，#3……」と後ろに番号をつける形で使います。

　しかし，これを単なる印として番号をつけず，

　#. 蜂窩織炎

のように書いてしまう例をよく見かけます。「ナンバー」ですから，番号がないとまったく意味が通りません。書いた本人は「・」や「●」のような記号として使っているつもりなのかもしれません。

ちなみに，これを「シャープ」だと誤解している人もいますが，シャープは「♯」で，楽譜に使う記号です。五線紙に書いたとき線に重なって見にくくならないよう，横棒が水平ではなくやや斜め右上を向いており，縦棒は垂直になっているのが特徴です。

🖋 手術で「PEG」？

　PEG は「Percutaneous Endoscopic Gastrostomy ＝経皮的内視鏡的胃ろう造設術」の略です。

　かつて，すべての胃ろうを外科医が開腹手術で造設していた時代がありました（私が医師になる前の話です）。しかし近年は，内視鏡（胃カメラ）の技術が進歩し，全身麻酔下の手術を行わずに，内科医が胃ろうを造設するのが一般的になっています。この手法を，従来の胃ろう造設術と対比させ，「PEG」すなわち，内視鏡的な胃ろう造設術と呼んでいます（いまでも手術適応となる症例は一部あります）。

　ところが，近年ではほとんどの胃ろうが内視鏡的に造設されているせいで，胃ろうそのものを「ペグ」と便宜上呼ぶことが多いように思います。そうした影響か，ときどき

> 手術で PEG 造設予定

というとんでもない誤りを見ることがあります。PEG は，手術ではなく「内視鏡を使った胃ろう造設」だとわざわざ表現している言葉ですから，「手術で PEG」は完全に矛盾した表現です。

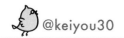

　また，「PEG 造設」「上腹部に PEG あり」「PEG より経腸栄養剤注入」もよく見ますが，厳密にはこれも正しくはないでしょう。PEG ＝胃ろう造設術という「術式名」だからです。

　現場で誤解なく伝われば問題ありませんが，カルテに記載をする以上は誤解を招くことのないよう注意しなければなりません。

✐ 「do.」は「行う」？

　「処置 do」や「do 処方」のように，現状の治療方針を継続するときなどに「do」という言葉が使われます。

　これを英語の動詞「do（行う）」だと誤解している人がいます。正しくは，イタリア語が起源の英語 "ditto" の略で，日本語に訳すと「同上」です。略語なので，「do.」とピリオドをつけるのが正確です。同一語句の省略に用いるときに使う言葉で，記号で表すときは「〃」ですね。

　発音は [dítou] です。

　こちらも，誰から教わったわけでもなく，他の医師の見よう見まねで深く考えずに使ってきた言葉ではないでしょうか。意味がわかればいいと言えばそれまでですが，やはり正確な知識はもっておくべきでしょう。

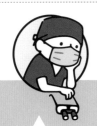

15 SNS の投稿は患者さんも見ている

　SNS を日常的に利用する医療者は多いでしょう。特に，Facebook や Twitter で個人アカウントをもち，他の医療者らと交流したり，一般向けに情報発信したりしている人は多いと思います。

　しかし，不特定多数の人が読むことのできる SNS で医療者として投稿するときは，かなりの慎重さが求められます。私は Twitter で 7 万人を超える方にフォローしていただき，アクティブに情報発信を行っていますが，他の医療者の投稿を見ていて一種の危うさを感じることが少なくありません。

個人情報への配慮はできている？

　まず気になるのは，個人情報への配慮が十分でない投稿です。例えば，

> 「今日の手術は〇〇だった」
> 「今日の外来で診た患者さんは〇〇だった」

というような，話題になっている患者さんが特定されるおそれのある投稿は非常に危険です。匿名アカウントであっても，内容によっては「自分のことかもしれない」と思う患者さんがいるかもしれません。もし，その人のことでなかったとしても，「本人が見たら『自分のことかもしれない』と感じるような投稿を医療者がしている」という事実自体，医療不信につながるおそれがあります。

　「今日」といった限定的な日時を書かないのはもちろんのこと，具体的な事実の記載も避けなければなりません。

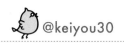

一般の方が見て不信に思わない？

SNS に投稿する際は「医療者が見ればなんの悪意も感じないが，一般の方が見れば不信感を抱く可能性がある」類の投稿になっていないかどうか，注意が必要です。

例えばよく見るのが，

> 「点滴がなかなか入らず，何度も失敗してしまった」
> 「手術が大変で，いつもより 2 時間も余分にかかってしまった」

といった投稿です。

医療者にとってみれば，患者さんの血管が細いことなどが原因で，輸液ラインの挿入に難渋することは日常茶飯事でしょう。手術も，何度も行っていれば「もっとうまくやれたかもしれない」と自省的に振り返る機会はあります。

しかし，一般の方にこうした理解を求めることはできません。「うまくいかなかった」という投稿を見れば，そういう "不幸な目" にあった患者さんのことを考え，医療者に対して「けしからん」という怒りを募らせるかもしれません。これは，医療への不信感を助長する可能性があり，極めて危険なことです。

医療者にとっての日常は，非医療者にとっては非日常です。SNS に仕事のことを投稿する際は，常にこの点への注意が必要なのです。

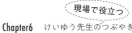

上手に活用して快適な SNS ライフを

　むろん，SNS は情報発信において非常に有用なツールです。医療者から発信された情報のおかげで救われる患者さんはたくさんいます。私のほか，数万人のフォロワーを抱える医療者たちは多くいますし，熱心に運用すれば多くの人の役に立つことができるのも事実です。

　気持ちよく SNS を利用するためにも，ここに書いたような細かな配慮を忘れないことが大切です。

けいゆう先生の
すぐに使える実践フレーズ集

問診で役立つフレーズ

問診を始める前に

「（問診票を見ながら）熱が出てるんですね，3日前からですね？」‥‥‥‥‥123

既往歴を確認するとき

「いままでされた病気や，治療中の持病はありませんか？」‥‥‥‥‥‥‥‥ 69

「例えば血圧や血糖値が高いと言われたり，コレステロールが高いと言われ
たりしたことはありませんか？」‥‥‥‥‥‥‥‥‥‥‥‥‥‥‥‥‥‥ 69

「最近病院にかかったり，健康診断を受けたりしていますか？」‥‥‥‥‥ 75

時期を尋ねるとき

「5年前ですか？　10年前ですか？」‥‥‥‥‥‥‥‥‥‥‥‥‥‥‥‥ 69

「震災の前ですか？　後ですか？」‥‥‥‥‥‥‥‥‥‥‥‥‥‥‥‥‥ 69

喫煙歴を聴取するとき

「10本くらいですか？　それとも1箱（20本）くらいですか？」‥‥‥‥ 69

「これまで一度も吸ったことはないですか？」‥‥‥‥‥‥‥‥‥‥‥‥ 74

痛みの性質を聞くとき

「人生最大の痛みですか？」‥‥‥‥‥‥‥‥‥‥‥‥‥‥‥‥‥‥‥‥ 99

聞きにくいことを聞くとき

「○○な方全員にお聞きしているのですが」‥‥‥‥‥‥‥‥‥‥‥‥‥ 77

「違っていたら大変失礼なのですが」‥‥‥‥‥‥‥‥‥‥‥‥‥‥‥‥ 78

納得してもらうためのフレーズ

「○○と思っている人がいるのですが，実は△△なんです」…………………… 14

「○○と疑問に思う人が多いので，私はいつも△△とお伝えしています」…… 15

「○○と不安になる人がいますが，心配はいりません」…………………… 15

「もし○○をしないと，△△という状況になることが予想されるので○○を
しますね」………………………………………………………………… 20

「近年は○○をするのが一般的です」……………………………………… 47

「○○されています」………………………………………………………… 47

「多くの医師が○○しています」…………………………………………… 47

説明がうまくなるフレーズ

説明に入る前に

「今日お話しすることは10分くらいで終わる簡単な内容です」……………… 16

「私たちが○○と考える理由は三つあります。まず一つ目が……」………… 12

「いまから24時間は慎重に様子をみてください。『どんなことがあったらも
う一度受診してほしいか』ですが……」…………………………………… 12

大事なことを話すとき

「ここからは非常に重要な話になりますので，しっかり聞いていてくださいね」 … 16

「ここから非常に重要な話を三つお伝えします」………………………… 16

専門的なことを話す前に

「いまから話すことは少し難しいので，覚えなくても大丈夫なんですが」…… 16

「ここは少し専門的なので，サラッと読み流していただいてもいいのですが」 …… 16

注意が必要なフレーズ

「今日はどうされましたか？」……………………………………………122

「お元気そうですね」……………………………………………………126

「よくあることです」……………………………………………………88

「合併症が起こらないように十分に注意して，精一杯がんばります！」………90

NG フレーズ

「なんでこんな風になるまで放っておいたんですか？」………………………82

「なんでこんな時間にわざわざ？」………………………………………94

番外編

「加齢」のリスクをやんわり伝える

「もう 80 年も使ってきたお体です。検査や治療の負担によって，
体のどこかに支障が起きてもおかしくありません」……………………………56

「これだけ体を長年酷使してきたのですから，
どこにガタがきてもおかしくありませんよ」……………………………………56

「人間の体の耐用年数は，実はそんなに長くないんです。
予期せぬところにトラブルが起きることがありますよ」……………………………56

「80 歳に見えないほどお若いですが，体は正直です。
年齢相応に臓器は弱っている（機能は落ちている）ものです」………………………56

わからないことがあったとき

「最近は新しい薬があまりにも増えているので，私たちみんな結構苦労して
るんですよ」………………………………………………………………108

著者プロフィール

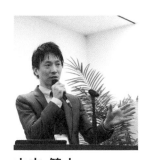

山本 健人
京都大学大学院医学研究科
消化管外科

略歴

2010年，京都大学医学部卒業後，神戸市立医療センター中央市民病院初期研修医・外科専攻医，田附興風会医学研究所北野病院消化器外科を経て，現在京都大学大学院医学研究科博士課程，消化管外科。「外科医けいゆう」のペンネームで医療情報サイト「外科医の視点」を運営し，開設2年で800万PV超を記録。SNSでも情報発信し，Twitterのフォロワー数は7万人超。全国各地でボランティア講演なども精力的に行っている。

主な資格認定

日本外科学会 外科専門医，日本消化器病学会 消化器病専門医，日本消化器外科学会 消化器外科専門医，日本感染症学会 感染症専門医，日本がん治療認定医機構 がん治療認定医，ICD（感染管理医師）。

連絡先

Twitter https://twitter.com/keiyou30
ブログ「外科医の視点」 https://keiyouwhite.com/

連載

Yahoo! ニュース個人
https://news.yahoo.co.jp/byline/yamamototakehito/
時事メディカル「教えてけいゆう先生」
https://medical.jiji.com/keiyouTeacher/articles
看護roo!「けいゆう先生の医療ドラマ解説」
https://www.kango-roo.com/sn/a/view/6137

書籍

「医者が教える 正しい病院のかかり方」（幻冬舎新書）
「外科医けいゆう先生が贈る初期研修の知恵」（シービーアール）

もったいない患者対応

定価　本体3,000円（税別）

2020年4月25日　　発行
2020年7月10日　　第2刷発行
2022年7月30日　　第3刷発行

著　者　　山本　健人

発行人　　武田　信

発行所　　株式会社　じほう

　　　　　101-8421　東京都千代田区神田猿楽町1-5-15（猿楽町SSビル）
　　　　　振替　00190-0-900481
　　　　　＜大阪支局＞
　　　　　541-0044　大阪市中央区伏見町2-1-1（三井住友銀行高麗橋ビル）
　　　　　お問い合わせ　https://www.jiho.co.jp/contact/

©2020　　イラスト　nakata bench　　組版　西嶋 正　　印刷　シナノ印刷（株）
Printed in Japan

ISBN 978-4-8407-5284-8